KB180382

자율치료법

기적의 마음 의술醫術

자율치료법

Autonomous Therapy

박중곤 지음

아라크네

인간의 심신에 내재한 자율적 치료법

자율치료의 역사는 매우 길다. 이는 인류의 탄생과 더불어 시작됐을 것으로 짐작된다. 왜냐하면 이는 온전히 인간의 심신 영역에 내재한 치료법이기 때문이다.

과학이 발달하고 인류 문명이 고도화하면서 자율적 치료에 대한 관심은 인간의 뇌리에서 흐릿해져 갔다. 대신 물질적 치료에 기반한 타율적 치료가 의학의 주류 영역을 차지해 왔다.

사람들은 대부분 의사, 약사에 의존해 주사 맞고, 수술 받으며, 약 복용하는 것을 진정한 치료라 생각해 왔다. 그런 과정에서 내면적, 자율적 치료 방법은 주류 의학 영역으로부터 점점 소외돼 왔다. 그도 그럴 것이 자율치료는 어떤 도구나 약 없이 순전히 마음의 방법으로 질병을 고치는 방식이기 때문이다. 한마디로 눈에 보이는 것 없고 잡히지도 않으니, 믿기 어려워 관심 밖으로 밀려나 버린 것이다.

그러나 지구촌 역사를 통틀어 자율치료에 관한 인간의 관심이 아예 희석됐던 것만은 아니다. 중국 등지에서 오랫동안 전통이 이어져 온 기공(氣功)도 자율치료 영역이다. 주요 혈자리를 중심으로 기를 운행해 소주천(小周天), 대주천(大周天)을 완성하는 과정에서 건강을 증진하는 이 방식은, 의학적 견지에서 혈행 개선 등으로 치료 효과를 도모하는 것과 마찬가지다. 인도의 명상가들도 고도 명상을 통해 질병을 다스리는 다양한 방법들을 설파했다. 우리나라에서 전해지는 마음수련법, 진동요법, 뇌파명상법 등도 유사한 것들이다.

서양에서는 자율치료법이 19세기경부터 의학의 영역으로 들어와 관련 논문들이 많이 등장했고, 현재 정신의학 영역에서 환자들에게 적용되고 있다. 20세기 초반 독일 의사 요하네스 슐츠(Johannes H. Schultz) 박사가 체계화한 '자율훈련법(Autogenic Training)'은 자율치료 기법을 현대의학의 영역으로 본격 끌어들여 정착시킨 것으로 평가할 수 있다. 그러나 이는 현대인의 다양한 육체 질병들을 전격적으로 치료하는 방법까지는 안내하지 못해 아쉬움을 남긴다.

슐츠 박사 이후 서양에서는 생체의학의 한계를 극복할 수 있는 마음의학 기술이 상당히 진보했지만, 아직까지 이러한 자율치료 기법으로 다양한 질환들에 종합적, 능동적으로 대처할 수 있는 방안을 제시한 논문이나 학문은 등장하지 못했다.

이 책은 현대인의 많은 질환들을 실용적이며 순전히 자율적인 방법으로 치료하는 길을 안내한 것이다. 필자는 의사도, 자연과학자도 아니다. 그렇지만 스스로 이 방법으로 갖가지 질병을 극복했으며, 많은 환자들을 치유로 이끈 다양한 경험을 갖고 있다. 이 책은 그런 경험을 바탕으로 쓴 것이어서, 비록 의학적 식견은 부족할지 몰라도 독자 여러분이 나름대로 의미를 찾을 수 있으리라 여겨진다.

책 제목을 '자율치료법(Autonomous Therapy)'으로 정한 것은, 이것이야말로 자율적으로 작동하는 마음 의술(醫術)을 가장 함축적으로 잘 나타내는 용어란 판단에서다. 나는 이 책이 자율훈련법이나 현대 정신의학의 마음치유 의술을 훨씬 업그레이드했으며, 환자들이 실제 일상생활에서 실천하는 데 많은 도움이 될 수 있을 것으로 자부한다.

앞으로 많은 의학자들이 필자의 경험에 기초한 이 책 내용을 참고로 자율치료 영역을 더욱 깊고 공고하게 구축해 주기를 기대한다.

2023년 6월
메콩강변 원시숲 자율치료수련원에서

박 중 곤

차례

타율치료와 자율치료

질병 치료 방식은 크게 '타율적 치료'와 '자율적 치료'로 나뉜다.

타율적 치료란 내가 아닌 타인이나 외부의 각종 치료 도구, 약 등의 도움으로 병을 고치는 것이다. 병원 의사나 물리치료사, 양약, 한약, 침술 등의 도움으로 치료하는 것이 타율적 치료다. 이는 현대의학의 주류를 형성하고 있으며, 예부터 인류가 주로 의존해 온 치료법이다.

이와 달리 자율적 치료(autonomous therapy)란 질병을 환자 스스로 고치는 것이다. 즉 의사나 약 등의 도움 없이 주로 마음의 작용으로 병을 다스리는 것을 말한다.

우리 몸에는 병이 나면 이를 스스로 고칠 수 있는 능력이 내재해 있다. 태초에 창조주가 이를 고도의 소프트웨어 행태로 넣어주신 것으로 판단된다. 따라서 인간은 병에 걸리면 내부의 이 역량을 잘 가동하면 된다. 이를 통해 대부분의 질병을 약화하거나 치료할 수 있다.

그럼에도 불구하고 사람들은 병이 나면 무조건 병원부터 찾는 경향이 있다. 의사 도움으로 물질로 된 약을 먹거나 수술 등의 처치를 받아야 나을 수 있다고 여긴다. 마음의 작용으로 스스로 질병을 다스릴 수 있다는 생각은 거의 하지 않는다. 거대한 현대 의료, 제약 산업과 어릴 때부터 받은 보건 교육이 이러한 현실을 유도했고 고착화했다.

모든 치병(治病)의 핵심은 신체 조화 회복이다. 질병은 몸이 조화를 잃고 무질서해졌다는 방증이다. 환자에 대한 병원의 처치나 약 복용 등도 따지고 보면 신체의 조화로움을 되찾아 주기 위한 방편들이다. 그런데 이런 타율적 방법이 아니더라도 자율적 방법으로 얼마든지 조화로움을 회복할 수 있다. 더욱이 자율적 치료법은 비용이 수반되지 않는 가운데 육체의 조화와 질서를 원천적으로 되찾아 준다는 점에서 그 의미가 크다.

지구를 포함해 우리가 살고 있는 우주는 코스모스적 질서가 지배하는 세계이다. 밤하늘을 보라. 무수한 별들이 쉭쉭 소리 내며 신비스럽고 조화롭게 운행하지 않는가. 미세한 별 같은 인간의 몸도 우주 대자연의 한 부분이다. 우리 몸에 병이 났다는 것은 육체가 질서 있는 우주의 운행으로부터 벗어났다는 것과 다름없다.

따라서 우리네 몸을 질서 정연한 우주 대자연의 운행 속으로 다시 편입시켜야 한다. 그렇게 되돌아 들어가면 우주는 그 자체가 거대한 조화로움 덩어리이므로 우리 신체도 그에 녹록히 녹아들어 질서를 되찾고 질병을 자연스레 물리칠 수 있게 된다.

자신의 내면으로 깊이 들어가 우주의 고유 리듬이나 주파수 등과 합일하는 자율치료는 그런 점에서 현대인에게 큰 위로가 되는 건강법이라 할 수 있다. 이렇게 몸 안에서 스스로 해답을 찾는 치료 여행을 떠나다 보면 궁극적으로 내 안에 조화로운 우주와의 연결고리가 있음을 새삼 깨닫고 우주와 육체의 신비에 감동하게 된다.

생명을 주관하는 원시뇌

인체에서 조화로운 우주와의 연결고리 역할을 하는 것은 바로 '원시뇌'라 불리는 부분이다.

우리 뇌는 크게 대뇌와 간뇌(사이뇌), 뇌간(뇌줄기), 소뇌 등으로 구분된다. 이중 원시뇌는 간뇌와 뇌간 부위에 해당한다.

간뇌는 시상과 시상하부를 합친 부분으로, 뇌 한복판에 깊숙이 파묻혀 있다. 뇌간은 간뇌와 척수를 이어주고 있는데, 이에는 중뇌(중간뇌), 교뇌(다리뇌), 연수(숨뇌) 등이 있다. 이들은 수억 년 전 원시 인류부터 현대인에 이르기까지 원초적 생명 현상을 주관하는 역할을 해와 원시뇌 혹은 생명뇌로도 불린다.

이런 원시뇌와 달리 대뇌는 이성적 판단을 총괄한다. 현실적 사고,

논리적 판단, 상업적 계산, 공격 혹은 방어적 명령, 학업, 과학적 연구 등이 모두 대뇌 영역이다. 대뇌는 진화론 상 가장 나중에 발달한 부분으로, 특히 인간을 비롯한 소수의 고등동물에게 크게 발달했다.

인간은 이런 대뇌 덕분에 문명을 일으키고 도시를 세우는 등 현실 세계를 화려하게 꽃피울 수 있었다. 반면 대뇌의 과도한 작용으로 원시뇌, 생명뇌의 원초적 기능이 억눌리는 부작용이 초래됐다. 원시뇌는 인체의 생리 현상, 즉 혈액 이동, 호르몬 및 신경전달물질 분비, 소화, 호흡, 체온 등 모든 것을 조절하는 역할을 한다. 본능대로 움직이는 건강의 파수꾼과 같다.

원시뇌 가운데 시상은 뇌간으로부터 올라오는 모든 지각신경을 대뇌에 전달하는 기능을 한다. 시상하부는 자율신경계의 중추로서 식욕, 체온, 수분 대사, 수면, 각성 주기 조절 등에 관여하며 호르몬 분비도 일부 조절한다. 중뇌에는 주요 신경과 신경핵 등이, 교뇌에는 시각신경과 속귀신경이 통과한다. 연수에는 호흡, 순환 등 생명에 직접 영향을 미치는 자율신경 기능과 수많은 신경회로 및 신경핵이 몰려 있다.

날마다 신경 쓰고, 논리적으로 사고하고, 스트레스 받는 등 긴장되고 부대끼는 생활을 계속하면 대뇌의 기능이 과도하게 발달해 생명의 중추 역할을 하는 원시뇌의 입지가 위축될 수밖에 없다. 이렇게 조화로운 우주와의 연결고리 역할을 하는 원시뇌가 억눌리면 신체 조화가 상실돼 우리 몸에 각종 중증질환과 난치병이 덮치게 된다.

그러므로 신체 활력과 건강 증진을 위해서는 원시뇌를 억압으로부터 해방시켜 이 뇌가 제 기능을 충분히 하도록 배려해야 한다. 이는 어뚱게 보면 단순하고 쉬운 일이지만, 지극히 현실적이고 물질적인 현대인들에게는 매우 어려워 보일 수 있다. 그러나 강보에 쌓인 아기가 바로 이를 매일같이 실천하는 주인공임을 알면 우리의 생각은 달라질 수 있다.

우주 대자연의 조화 속으로

갓난아기는 건강 만점이다. 아기는 엄마가 낳았지만 철학적으로는 우주의 모태(母胎)에서 나온 것으로 볼 수 있다. 우주 자궁에서부터 여행해 지상에 도착한 지 얼마 안 되기에 어리벙벙해 하고 아무것도 모른다. 아기의 신체는 아직 우주 대자연의 생태와 연결돼 있다. 강보에서 팔다리를 버르적거리며 본능적으로만 움직인다. 우주의 논리와 생리 생태에서 벗어나 지상의 방식에 온전히 연결되려면 아직 멀었다.

여기서 아기의 팔다리 동작에 주목할 필요가 있다. 강보의 아기는 우주의 조화와 연결돼 본능적으로 진동을 하고 있는 것이다. 성인과 달리 교감신경이 거의 작동하지 않는 가운데 원시뇌(생명뇌)와 부교감신경의 작용으로 조화로운 진동을 하며 최고의 건강 상태를 유지하고 있다.

우리가 몸에 자율치료법을 적용하면 아기와 같이 '진동' 현상이 일어나는 경우가 많다. 진동이 아니라면 '뜨뜻한 느낌'이나 '묵직한 기운'이 몸 안에 감도는 것을 느끼게 된다. 이는 우리 몸의 자율신경계 중 교감신경의 기능이 거의 무력화하고 부교감신경 기능이 항진돼 우리 신체가 원시뇌를 징검다리로 우주의 조화로운 세계에 적절히 편입됐음을 말해 주는 현상이다.

이처럼 인체를 우주 조화와 연계하는 원시뇌는 부교감신경을 통해 그 기능을 정상화할 수 있다. 부교감신경은 교감신경과 함께 자율신경의 두 축 가운데 하나인데, 인체가 안정적이고 편안한 상태가 되면 활성화된다.

이 책의 전편에 걸쳐 서술한 자율치료법을 제대로 실천하면 수준 높게 항진된 부교감신경 덕분에 우리는 성인이면서도 푸근한 강보 속 아기처럼, 혹은 이 세상에 태어나기 전 우주의 자궁에서 따스한 양수에 몸을 담근 태아처럼 매우 아늑하고 조화로운 상태가 되어 질병의 구속으로부터 벗어날 수 있게 된다.

즉, 몸안에서 진동이나 따스한 느낌, 묵직한 기운 등이 일어나는 과정에서 그동안 뭉쳐 있었거나, 굳어져 있었거나, 실타래처럼 엉켜 있었던 부분들이 마술처럼 풀리며 혈액과 호르몬 등이 선순환되어 세포가 활력을 얻게 된다. 몸안에 오래 정체돼 있던 염증성 물질이나 석회성 물질, 활성산소 등이 빠져 나가면서 질병이 점차 약화하거나 물러가게 된다.

이는 마치 겨우내 꽝꽝 굳어 있던 얼음덩어리가 봄 햇살을 받아 녹으며 그 아래로 시냇물이 명랑한 소리를 내어 흐르게 된 것과 같은 이치다. 봄기운이 태탕(駘蕩)하면 대지의 뭇 생명들이 일제히 생기를 얻듯이, 자율치료가 시작되면 전신의 세포들이 보슬비에 젖은 신록처럼 환호작약(歡呼雀躍)하게 된다. 병든 세포는 수리되고, 죽은 세포는 줄기세포에서 분화한 새로운 세포로 대체되며, 질병은 그 기세가 약화하거나 사라지게 된다.

잃었던 건강과 활력을 되찾는 방법으로 이보다 더 효과적인 방법이 어디 있겠는가. 돈 한 푼 들이지 않고 육체 조화를 최적으로 도모할 수 있는 방법이다.

우리가 자율치료에 주목해야 하는 이유가 여기 있다.

문명사회 정글과 현대판 맹수

인간이 일생을 사는 동안 질병으로부터 자유로워지기란 불가능하다.

세균이나 바이러스의 침범, 질병 유전자의 활동, 각종 사고, 잘못된 의식주 생활과 자세, 육체의 퇴행성 변화, 음주, 흡연, 운동 부족 등이 질병을 초래한다.

여기에 더해 일상적으로 다가서는 각종 스트레스는 현대인을 다양한 성인병, 난치병의 노예가 되게 만들고 있다. 오늘날 병원을 찾는 환자의 75~90%가 심인성(心因性) 질환자라는 미국심장학회의 보고도 있는 것을 보면 스트레스는 그야말로 만병의 원흉이라 해도 과언이 아니다.

물론 잠깐 발생한 일시적 스트레스는 질병으로까지 연결되지는 않는다. 이런 스트레스는 생활에 활력소가 될 수도 있다. 문제는 만성 스트레스다. 먼저 생겨난 스트레스가 사라지기도 전에 반복적으로 다가와 만성화한 스트레스야말로 건강을 망치는 주범이다. 많은 현대인이 만성스트레스의 덫에 걸려 헤매다 질병으로까지 이환되는 불행을 맞고 있음은 주지의 사실이다.

스트레스는 문명사회의 정글에 사는 인간을 덮치는 '현대판 맹수'와 같다. 맹수가 처음 달려들면 우리 몸은 투쟁, 도피 반응(fight or flight response)을 통해 위기 상황에서 벗어나게 된다. 이 기능을 수행하는 것은 자율신경계의 교감신경이다. 교감신경의 작용으로 심장박동이 늘고, 호흡이 빨라지며, 반대로 소화기 계통의 활동은 위축된다. 이는 위험으로부터 탈피하기 위한 반응 기제로서, 오랜 세월에 걸친 진화의 산물이다.

이처럼 일시적 스트레스에서는 몸이 자동으로 방어 기능을 잘 수행하지만, 한 마리 맹수가 채 떠나기 전에 다른 맹수들이 연속해서 덮치면 사람은 속수무책으로 당할 수밖에 없다. 교감신경의 지속적인 항진으로 각종 스트레스 호르몬이 과다 분비돼 불안감과 불쾌감이 생기고, 관상동맥이 상해를 입으며, 혈액 응고가 늘어난다. 이로 인해 협심증, 심근경색증 등의 심장질환이 발생한다.

만성 스트레스가 오랫동안 육체를 짓누르면 암을 비롯한 각종 자가면역질환의 포로가 되기도 쉽다. 또 각종 소화기질환과 간장질환, 신장질환, 난치성피부질환, 이비인후과질환, 뇌질환, 폐질환, 남성·여성질환, 신경성질환 등 오만가지 질환에 노출될 가능성이 높아진다.

자율치료법은 교감신경이 지나치게 항진돼 신체를 무너뜨리기 전에 그 기세를 차단하는 데 중점을 두고 있다. 즉, 내 몸을 팽팽한 긴장감으로 지배하고 있는 의식을 꺼트려 육체를 의식의 구속으로부터 해방시킨다.

　이를 위해 평화와 안정을 기반으로 하는 부교감신경의 기능을 대폭 증진시키는 데 주안점을 둔다. 이렇게 하면 맹수가 연속적으로 달려들다가도 어느 순간 그 위세가 수그러져 육체가 살 것 같은 상태가 된다. 이런 과정을 지속하면 귀신처럼 끈질기게 괴롭히던 난치성질환들도 기세를 잃고 자취를 감추게 된다.

　결국 부교감신경의 기능을 끌어올려 원시뇌의 기능을 바로세우고 신체 병리 현상을 해소하는 방법을 안내하는 것이 이 책, 자율치료법의 핵심이다. 부교감신경이든 교감신경이든 전체 자율신경계는 평소 주인의 의지와 상관없이 작동하지만, 자율치료법을 터득하면 부교감신경의 기능을 의식적으로 대폭 끌어올려 신체를 우주의 양수에 푹 담기게 하는 일이 얼마든지 가능하다.

　한편 자율치료법은 만성 스트레스를 적절히 제어할 수 있을 뿐 아니라, 기타 다양한 질병의 원인들도 약화하거나 물리치는 데 도움을 준다. 우선 유전성질환은 질병 유전자의 활동을 억눌러 질병이 발현되지 않게 도와준다. 골절상 같은 사고에 의한 질병은 골절 부위 등의 유합을 촉진해 치료 기간을 크게 단축해준다.

　세균과 바이러스의 기세를 약화해 그들로 인한 각종 전염성질환의 치료를 촉진하기도 한다. 육체의 퇴행성변화로 인한 질병은 세포 재생을 통해 퇴행성변화를 중단시키거나 그 속도를 늦추어주는 기능을 발휘한다.

이렇듯 천변만화한 방법으로 다양한 인체 질병에 대처할 수 있도록 돕는 자율치료법을 저마다 비장의 무기로 지니면 그만큼 건강한 인생을 사는 데 큰 밑거름이 된다.

마음으로 병 고치는 의술

결국 자율치료는 마음의 작용을 적절히 하여 육체의 온갖 질병을 다스리는 방법이다. 이는 서구의 마음의학(mind medicine) 혹은 심신의학(psychosomatic medicine)과 일정 부분 관련 있다. 반면에 물리적, 화학적, 생물학적 방법으로 병을 고치는 생체의학과는 대조적이다.

오늘날 병원에서 환자를 다루는 방식은 대부분 생체의학이다. 병원에서는 투약이나 수술 등을 통해 생체의 질병을 치료 또는 예방하는데, 이를 위해 많은 생물의학 분야와 전문 분야의 기술들이 동원된다. 해부학, 병리학, 생리학, 약리학 등을 비롯해 생물학, 생화학, 생명공학, 생물공학, 나노의학, 미생물학, 바이러스학, 면역학, 기생충학, 독성학, 신경과학 등이 임상에서 환자의 질병을 고치고 생명을 살리는 데 활용된다.

또한 많은 돈이 각종 치료 도구와 첨단 의료장비, 약품 생산 등에 투자된다. 한 나라, 나아가 세계적으로 투입되는 의료 비용은 가히 천문학적이다. 그럼에도 불구하고 병원을 통해 치료하지 못하는 만성질환과 난치병 환자들은 줄어들지 않으며, 오히려 오늘날 고열량 저영양 식단 및 고령화 등과 더불어 증가하는 경향도 없지 않다.

이같은 상황에 의문을 가진 일부의 서구 의학자들이 생체의학의 한계에 도전해 새로운 치료법을 모색해 왔다. 심신의학 혹은 마음의학은 물리적, 화학적, 생물학적 치료에 매몰된 생체의학의 대항마로 등장한 것이라 할 수 있다. 이는 20세기 들어와 '자율훈련법'을 개발한 요하네스 슐츠와 '점진적 이완법'을 체계화한 에드먼드 제이콥슨(Edmund Jacobson) 등에 의해 실용화됐으며, 20~21세기에 관련 연구 논문들이 쏟아져 나왔다.

미국 심장외과 전문의 딘 오니쉬(Dean Ornish) 박사는 외과적 수술을 받는 대신 오로지 마음의 작용을 바꾸도록 해 관상동맥심장질환 환자의 병을 치료하는 데 성공했다. 환자에게 일정 기간 '사랑과 자비와 감사의 마음'으로 심장을 위로하게 해, 좁아져 있던 관상동맥을 정상화시키고 건강이 돌아오도록 한 것이다. 심장병이란 오랫동안 마음의 작용이 잘못돼 육체의 질병으로 드러나는 것이다. 이에 착안해 마음의 작용을 긍정적으로 전환토록 함으로써 외과적 수술 없이도 환자를 치료한 것에 대해 미국인들이 열광했다.

사이먼튼암연구소의 칼 사이먼튼(O. Carl Simonton) 박사팀은 병원에서 치료를 포기한 많은 암 환자들을 살려낸 것으로 유명하다. 이들 역시 수술이나 투약 대신 심리요법을 사용했다. 즉, 환자 스스로 날마다 긍정의 심상(心像)을 불러일으켜 환부와 신체 전반에 적용케 함으로써 암 증세를 약화하거나 아예 물리칠 수 있게 한 것이다.

의사가 파킨슨병 환자에게 가짜 약을 처방하면서 그 약이 도파민 분비를 촉진해 증상을 개선해 줄 것이라고 설명한 사례도 있다. 경직돼 있던 환자의 몸은 약 복용 후 유연해졌다. 뇌를 스캔해 본 결과 운동을 억제하던 부위가 활성화하고 실제 도파민도 생성된 것으로 밝혀졌다.

또 다른 실험에서는 관절염 환자들에게 단순히 무릎을 절개했다가 봉합하는 수술만 하고 '수술이 성공했다'고 말한 사례도 있다. 그런데도 환자들은 관절 움직임이 훨씬 수월해졌으며, 진짜 수술 받은 환자들만큼 통증 없이 걸어 다닐 수 있게 됐다.

이같은 사례들은 위대한 치유의 힘은 물질로 된 약이나 수술 외에 우리의 깊은 내면에도 있음을 잘 말해준다. 결국 내 몸을 고치는 최고의 의사는 내 안에 있는 것이다.

서구의 심신의학은 그러나 질병에 단편적으로 대응하는 경향이 강하다. 파킨슨병이든, 당뇨병이든, 암이든 그 질병 하나를 선택적으로 치료하는 데 집중하는 흐름이다. 질병은 인간의 육체를 전인적으로 통찰력 있게 바라보고 대처해 치료해야 한다. 이렇게 전신을 다스리다 보면 10가지 이상의 질환들도 한꺼번에 컨트롤할 수 있다.

이 책, 자율치료법은, 때로는 한 가지 질병에 대응하면서도, 정신과 육체를 아울러 전반적으로 정상화하는 방법을 서술하고 있어 기존 심신의학과 차이점을 보인다.

또 기존 심신의학이 뇌의 작용으로 체내 화학물질(호르몬, 신경전달물질 등)의 분비 등을 원활히 해 치료하는 것에 주안점을 두지만, 자율치료법은 여기에 더해 '온감' '중감'과 '진동'이란 치료 반응을 일으키고 이를 중요한 수단으로 만병을 다스리는 방법을 구체적으로 안내한다는 점이 남다르다.

자, 그러면 어떻게 이런 자율치료법을 일으켜 병을 고칠 수 있는지 이제부터 그 구체적인 방법들을 살펴보자.

자율치료법의 지향점

● 목표

– 신체 조화 회복.

원초적이고 코스모스적인 전신의 조화와 질서 되찾기.

● 수단

– 마음

▲ 제1의 육체 치료 도구.

▲ 병원 주사나 수술도구, 각종 약 등 물질로 된 치료 수단 배제.

▲ 자율치료 전문가의 지도는 필요.

– 온감, 중감, 진동

마음으로 유도하는

▲ 온감(뜨뜻한 느낌, warmth sensation)

▲ 중감(묵직한 느낌, heaviness sensation)

▲ 진동(vibration)

등의 치료 반응들을 수단으로 육체의 다양한 질병 치료.

● 결과

- – 혈행 개선
- – 통증 완화
- – 호르몬 및 신경전달물질 균형 달성
- – 줄기세포 분화 촉진 & 조직 복구
- – 신체 경직 해소

자율치료 실천 6단계

● STEP 1 – 준비

- 홀로 침대나 편평한 바닥에 눕거나, 조용히 의자에 앉는다.
- 단추와 지퍼, 허리띠 등을 풀어 옷이 몸을 조이지 않게 한다.
- 주위의 방해될 만한 것들도 치워, 마치 둥지처럼 아늑한 공간에 평화
  로이 남겨진 것 같은 상황을 연출한다.
- 이렇게 홀로 편안한 자세를 만들되, 기혈의 원활한 순환을 위해 가능
  한 한 몸을 반듯하게 펴준다. 새우등을 하고 눕거나, 구겨진 자세로 소
  파에 몸을 묻는 것은 좋지 않다. 굽은 쪽과 반대되는 쪽의 근육이 굳어
  져 수련에 방해가 되기 때문이다.

- 사지가 잘 풀린 상태로 느긋하고 안정되게 누운 자세가 많이 권장된다.

그런 상태에서

- 허리를 스트레칭하듯 쭉 펴준다.
- 평소 경직되기 쉬운 목과 어깨를 느슨하게 풀어주고, 팔다리도 더 축 늘어뜨린다.
- 전신의 관절을 이리저리 꺾어 유연하게 만든다.

이와 같이 준비 자세만 잘 갖춰도 자율적 치료가 일부 저절로 실행될 수 있다. 질병의 원인인 스트레스와 긴장감 등이 어느 정도 해소되기 때문이다.

※ 준비에 들어가기에 앞서 적당한 운동으로 몸을 풀어주는 것도 좋다. 등산이나 아파트 계단 오르기, 조깅, 걷기, 헬스 등으로 땀을 적당히 흘린 뒤 샤워하면 전신이 나른해진다. 경직된 신체를 유연하게 만드는 요가 동작도 권할 만하다. 이런 운동 후 자율치료에 돌입하면 이미 전신이 노곤하게 풀려 있어 목표 달성이 수월해진다.

※ 만복(滿腹)보다는 속이 약간 비워진 상태가 좋다. 소변도 충분히 배출해 몸을 가볍게 만든다.

● STEP 2 – 심신 이완

 – 현실과 작별하고 내면으로 깊이 들어가는 단계이다. 이를 위해 생각
 이 많은 대뇌와 긴장감으로 항진된 교감신경의 기능을 약화하고, 평화
 와 안정감을 기반으로 하는 부교감신경의 기능을 최대한 높인다. 잠자
 리에서 하루를 마감하고 고요히 잠을 청할 때와도 같이 의식을 최대한
 가라앉히면 된다. 마치 병원에서 마취제 주사를 맞았을 때처럼 전신이
 먹먹해지도록 의식을 약화하고 긴장감을 최대한 날려 버린다.

 초보자들은 심신 이완을 한다면서 실제로는 이를 제대로 달성하지
못하는 경우가 많다. 크고 작은 생각들이 꼬리에 꼬리를 물기 때문이
다. 마치 잡생각을 하려고 누운 것 같은 안타까운 상황이 될 때도 많
다. 현재에 집중하지 못하고 다가올 앞일에 대해 끊임없이 염려하는
것이 고민거리다.
 그러므로 이런 모순 상황에서 벗어나기 위해 다음과 같이 신체의
주요 부위를 풀어준다.

 – 뇌의 힘을 빼 머릿속을 진공 상태로 만든다. 이마나 정수리로 시원한
 느낌이 들어오는 것을 상상해 이를 현실화한다.
 – 심장이 매우 편안하게 안정된 상태에서 맥박이 본래의 리듬대로 적절
 히 뛰게 방임한다.
 – 호흡도 방임해, 숨을 쉰다는 느낌을 갖지 못할 만큼 호흡기를 이완한다.
 – 복부도 전반적으로 힘을 빼어, 매우 편안한 상태가 되게 한다.

이렇게 신체를 조율한 상태에서 다음과 같은 작업에 들어간다.

– 고무풍선 바람 빼듯 몸의 힘을 뺀다.

호흡 과정에서 날숨을 따라 몸 안의 이런저런 기운들을 최대한 내보낸다. 이를 되풀이하면 홀쭉해진 풍선처럼 신체가 가벼워진 느낌이 든다. 풍선이 부풀기 전처럼 몸이 정돈되며 이완이 잘 달성된다.

– 자동차의 시동을 끄듯 내 몸에 걸린 시동을 끈다.

시동 꺼진 자동차가 적요한 상태에 빠지듯 의식을 평상시의 20~30%만 남아 있게 해 가물가물한 상태로 둔다.

– 깊은 물속에 가라앉은 것처럼 한다.

수영하다 심연으로 내려가면 귓속이 먹먹해지듯 마음의 심연으로 내려가 귓속과 머릿속이 먹먹하고 시야가 흐릿해지게 한다. 이렇게 하면 육체에 엉킨 잡답(雜沓)이 백짓장처럼 지워져 심신이 높은 수준으로 이완된다.

– 나를 우주 대자연의 품에 맡긴다.

나를 키워 낸 우주의 태(胎) 속으로 돌아 들어가 따스한 양수에 몸을 적신 것 같은 느낌을 갖는다. 겸허한 자세로 자신을 낮추고 '하늘의 병상'에 몸을 눕힌 것처럼 한다. 이렇게 하면 심신이 최고 수준으로 풀어헤쳐진다.

충분한 심신 이완은 자율치료의 목적 달성을 위해 필수적으로 통과해야 하는 관문이다.

– 심신 이완은 높은 수준의 임계치(臨界値)를 지나가야 한다.

즉, 어떤 고갯마루를 넘어서야 한다. 그러지 않고는 STEP 4의 치료 반응을 이끌어 낼 수 없다.

● STEP 3 - 병소(病巢) 탐색

- '마음의 눈(Eye of mind)'으로 조용히 몸속을 관조한다. 몽롱하게 이완
  된 의식을 바탕으로 신체의 문제점들을 찾아서 내면 여행을 하는 것
  이다.
- 컴컴한 동굴 속을 탐조등을 비추며 걸어 들어가듯이, 마음의 시선을
  쭉쭉 보내 몸 구석구석을 살핀다. 이 과정에서 병적 변화가 일어난 생
  체 조직들을 찾아낸다.

병소(病巢) 탐색을 다음과 같이 하는 것도 권장된다. 적절히 이완된
의식으로 머리부터 몸통을 거쳐 발끝까지 전신을 스캔하는 것이다.

- 우선 뇌의 정중앙 부위에 '의식의 초점'을 맞춘다. 이마의 정중앙에도
  다시 한 번 의식이 머물게 한 뒤 좌·우 뇌로 이미지화하며 통과한다.
  기쁘고 안정된 마음으로 꼬무락거리는 뇌를 상상한다.
- 그러한 느낌이 뒷덜미와 어깨를 거쳐 척추를 따라 흘러 내려가게 한다.
- 그 느낌이 또한 양쪽 가슴과 복부를 통과하고 사지(四肢) 끝에까지 번
  지게 한다.
- 그런 다음 반대 방향으로 사지 끝에서부터 복부, 가슴, 척추, 목을 거
  쳐 뇌까지 의식의 초점이 통과해 올라오도록 한다.

이를 몇 차례 반복한다.
그 과정에서 다음의 부위들을 찾아낸다. 즉,

- 혈류가 정체돼 노폐물이 쌓인 곳

- 경직된 곳

- 뭉친 곳

- 막힌 곳

- 뒤틀린 곳

- 통증 어린 곳

- 피로 쌓인 부위

- 축 처진 부위

등을 샅샅이 알아낸다. 이들이 바로 자율치료법으로 대응해줘야 할 병소(病巢)들이요, 질병의 실체들이다.

이렇게 마음의 탐색을 통해 질병이 도사리고 있는 육체 부위를 최대한 자세히 부각하는 것은 자율치료법의 성공적 실천을 위해 매우 중요하다.

이렇게 찾아낸 병소 부위들을 객관적 시각으로 더 잘 살펴볼 수 있도록 주도면밀하게 드러내어 본다. 그리고는 병소 부위들을 위아래로 늘려 주거나 좌우로 벌려 주는 등의 마음 자세를 갖는다. 심신 이완 상태에서 몸을 위아래로 길게 스트레칭하거나, 어깨를 좌우로 당겨주거나, 골반을 벌리는 등의 동작을 하는 것도 좋다. 이 같은 방법으로 목표한 결과를 도출할 수 있다.

● STEP 4 - 치료 반응 유도

확인된 병소 부위를 치료하기 위해 치유 수단을 유도한다. 이를
위해 병변 부위에 마음의 볼록렌즈를 갖다 대고 이를 확대해 잘 드
러낸다. 이는 마음의 서치라이트를 가까이 가져다 비추는 것과도 같
다. 온전한 몰입 상황에서 지극정성으로 이렇게만 하고 있어도 일정
시간이 지나면 병변 부위에서 어떤 치료 반응이 일어난다. 치료 반응
은 대개 다음 3가지 중 하나이다.

- 온감(溫感) : 따뜻한 느낌이다.

   병변 부위에 등장하는 가장 흔한 치유 현상이다. 이는 이완이 달성되
   면서 막혀 있던 자리에서 무언가 소통이 일어나기 시작했다는 신호이
   다. 피가 통하지 않아 냉랭하던 자리에 피가 감돌아 온기가 확보된 것
   이다. 온감은 사람과 환자 상태에 따라 다양한 유형으로 나타난다.
- 중감(重感) : 묵직한 느낌이다.

   이는 때로 상당한 압박감으로 다가오기도 한다. 그러나 이 압박감은
   결코 기분 나쁘지 않고, 오히려 흐뭇하게 다가온다.

   중감은 막히거나 뭉치거나 심하게 뒤틀린 부위가 시원스레 풀릴 때 다
   가온다. 근육이 충분히 이완되고 혈액이 상당히 많은 양 이동할 때 감
   지되는 현상이다. 이 역시 사람과 환자의 건강 상태에 따라 다양한 양
   태로 등장한다.
- 진동(振動) : 바이브레이션이다.

   약한 것과 강한 것, 내적인 것과 외적인 것, 부분적인 것과 전신적인

것 등 환자에 따라 그때그때 양태를 달리 해 등장한다. 얼음덩이가 녹아 갈라지고 떨어지듯, 깊은 이완으로 긴장감이 밀려나고 굳어 있던 조직이 유연하게 풀리는 과정에서 느껴지는 현상이다.

치료 반응은 이들 외에도 행복감, 환희심, 찌르는 느낌 등 다양한 형태들이 더 있지만 대충 이 3가지로 압축할 수 있다. 이들 치료 반응들은 각종 질병을 물리치게 도와주는 대표적인 치료 수단들이다.

마음의 볼록렌즈로 병소 부위를 잘 비추고만 있어도 이런저런 치료 반응들이 자연스럽게 올라오지만, 사람에 따라서 그렇지 못한 경우도 발생할 수 있다. 이 경우 다음과 같은 자기 암시기법이 도움될 수 있다.

– 자기 암시 : 병변 부위를 마음의 시선으로 집중해 응시하며 그곳에 치료 반응의 상상을 갖다붙인다. 즉, 문제 부위에서 어떤 진동 현상이 올라오는 것을 간절한 마음으로 상상한다. 또는 따뜻한 기운이나 묵직한 느낌, 침처럼 찌르는 반응 등이 생겨나는 것을 절실히 기다린다.

이 같은 자기실현적 기대나 간절한 소망은 시간이 흐르면서 그대로 현실이 될 수 있다. 이는 우리 뇌가 주인의 상상을 현실의 일로 받아들여 작용하기 때문이다. 뇌는 현실과 상상을 동일시하는 특성이 있다. 따라서 주인이 온감, 중감, 진동 등을 상상하면 뇌는 이와 관련된 호르몬과 신경전달물질을 관련 부위로 보내 상상이 현실화하도록 돕는다. 이렇듯 자기 충족적 기대와 희망은 당사자의 상황을 개선하게 된다.

이렇게 해서 치료 반응들이 확실히 올라오면 그 다음부터 본격적인 자율치료 단계로 넘어간다.

● STEP 5 – 자율치료

　본격적인 질병 치료에 앞서 치료 수단들을 점점 더 온양(溫養)해 꾸역꾸역 올라오게 한다.

　당사자는 치료 반응들이 처음 올라오는 순간부터 이것이야말로 간절히 기다리던 귀한 손님들이었음을 직감하게 된다.

　사실 온감, 중감, 진동 등은 이들이 등장하는 시점부터 몸이 반가워한다. 지긋지긋하던 질병을 물리쳐주려고 등장한 전사(戰士)들임을 알기 때문이다.

　– 온양 : 이들 전사가 질병을 제대로 물리칠 수 있기 위해서는 그만큼 힘이 커져야 한다. 그래서 온양 과정이 필요하다.

　귀빈을 맞이해 지극정성을 다하면 그 손님은 나를 보호해 주려는 용병으로 변신한다. 이렇게 하여 용병의 힘을 점점 키워 나가면 그 힘에 밀려 질병이 세력을 잃는다.

　용병들의 양태는 다음과 같다.

　▲ 따뜻한 느낌

　▲ 묵직한 느낌

　▲ 꽉 잡아주는 기운

　▲ 잔잔하게 기분 좋은 자극

　▲ 꾹꾹 눌러주는 현상

　▲ 찌르는 느낌

　▲ 꼼지락거리는 느낌

▲ 행복한 느낌

▲ 기타 다양한 진동 현상들

– **본격 자율치료** : 더 적극적인 방법은 온감, 중감, 진동 등 3가지 치료 수단들을 바탕으로 본격적인 질병 퇴치 작업을 하는 것이다. 이들의 힘으로 다음의 결과를 얻을 수 있다.

▲ 체내 만성 염증 등 노폐물을 밀어낼 수 있다.

▲ 봇도랑 뚫듯 막히거나 굳어진 부위를 뚫을 수 있다.

▲ 뭉친 부위를 부드럽게 풀어줄 수 있다.

▲ 통증을 달래어 내보낼 수 있다.

▲ 피로물질도 체외로 배출할 수 있다.

▲ 냉랭한 부위에 온기가 충만하게 할 수 있다.

▲ 나사 풀린 듯 늘어지거나 흐트러진 부위를 탱탱하게 조여 줄 수 있다.

▲ 부조화와 무질서를 밀어내고 조화와 균형을 되찾을 수 있다.

몸 속 병반 부위에서 이와 같은 작업을 실천한다. 여러 군데의 병소를 한 묶음으로 묶어 동시다발적으로 대처할 수도 있다.

궁극적으로는 정수리부터 목과 척추를 거쳐 오장육부와 사지, 그리고 발가락 끝까지 자율치료를 실천한다. 이와 같은 과정에서 전신이 뚫려 혈행이 선순환되면서 묵은 병증이 썰물처럼 빠져나가고 환희심이 일어나기도 한다. 자율치료가 정점에 달하는 순간이다.

● STEP 6 – 마무리

신체 치료 작업이 어지간히 진행되어 효과를 얻은 것으로 판단될 때 온몸의 관절을 돌려주고 전신을 스트레칭한다.

이 과정에서 마지막까지 남아 있던 탁기가 트림이나 방귀, 가래 등의 형태로 빠져 나가며, 관절에서 우두둑 소리가 들리기도 한다.

이렇게 하여 자율치료를 마치고 현실로 돌아오면 어느덧 병증과 통증은 가라앉고 몸이 새털처럼 가벼워져 있는 것을 발견하게 된다.

'하늘 치료'에 대한 감사함으로 겸허해지고, 고마움으로 미소가 감도는 순간이다.

병증이 가벼운 사람은 이와 같은 자율치료 과정 마무리로 건강을 되찾아 조화로운 신체를 유지할 수 있다.

그러나 중증 질환이나 난치병 환자는 한두 차례의 자율치료만으로 건강한 신체를 되찾기 어렵다. 생체 조직에 병반(病斑)이 고질적으로 침착해 이를 원천적으로 고치는 데 한계가 있기 때문이다.

근육, 뼈, 혈관, 인대, 힘줄 등의 병든 세포를 수리하고 죽은 세포를 새로운 세포로 교체해 건강한 신체로 만들기 위해서는 상당한 기간 동안 자율치료를 반복적으로 실천해야 한다.

그러므로 전신의 건강이 최대한 복구될 때까지 자율치료에 정성을 들일 필요가 있다.

이것이야말로 병원에 가지 않고도 내 몸을 건강한 신체로 신생(新生)하게 할 수 있는 최고의 방법이다.

※ 초보자들은 이상의 6단계를 차례대로 밟아 나가는 것이 좋지만, 나중에 이 치료법에 익숙해지면 6단계 중 STEP 1~4의 과정을 불과 몇 분 만에 거의 동시에 진행할 수 있게 된다.

※ STEP 5에서는, 수련자의 병세와 그날의 컨디션 등에 따라, 짧게는 몇 분에서 길게는 몇 시간씩 머물 수 있다. 치료 효과 등을 내면으로 확인하면서 원하는 시간만큼 자율치료를 적용해 소기의 성과를 거두면 된다.

자율치료 실천에 따른 신체 반응

　자율치료의 6단계를 실행하는 과정에서 신체에 나타나는 반응들을 살펴보자.

　이들 반응은 크게 3가지, 즉 온감(溫感), 중감(重感) 및 진동(振動)이다. 온감은 몸 안에 밀려드는 따뜻한 느낌이며, 중감은 어떤 묵직한 감각이다. 진동은 다양한 유형의 크고 작은 바이브레이션들이다. 이들 3가지 현상의 출현 양태를 살펴보면 대략 다음과 같다.

● 온감(溫感·warmth sensation)

- 가벼운 전류가 흐르는 느낌.

- 실지렁이나 날벌레가 기어가는 것 같음.

- 간질간질한 느낌.

- 복부에 들어차는 따뜻한 기운.

- 뜨거운 기운이 자궁을 거쳐 다리로 내려간다.

- 찜질할 때처럼 기분 좋은 느낌.

- 무언가가 몸 안팎을 뜨뜻하게 마사지해주는 기분.

● 중감(重感·heaviness sensation)

- 큰 덩어리로 다가오는 압박감.

- 다리나 팔이 고무풍선처럼 빵빵하게 부풀어 오르는 느낌.

- 혈액이 무지근하게 휙휙 도는 느낌.

- 전신 혹은 부분을 육중하게 잡아주는 힘.

- 어떤 기분 좋은 에너지에 축축하게 젖어드는 느낌.

- 복부에서 묵직하며 기분 좋게 일어나는 정장(整腸) 작용.

- 장침을 놓을 때처럼 몸속을 깊게 찌르는 작용.

- 맥이 풀린 부위를 탱탱하게 잡아주는 반응.

● 진동(振動·vibration)

- 뇌 근육이 숨쉬듯 꼬무락거리는 반응.
- 행복감과 함께 신체 여기저기가 조몰락거리는 현상.
- 항문이 수축과 이완을 반복한다.
- 복부가 꿈틀거리거나 크게 부풀어 오른다.
- 어깨가 뒤로 꺾이거나 들썩이고, 가슴이 시원스럽게 벌어진다.
- 목이 길게 잡아당겨지거나 좌우로 꺾인다.
- 누운 자세에서 허리가 역(逆) 브이(v)자로 꺾이거나 스트레칭하듯 쭉 펴진다.
- 다리가 갑자기 번쩍 올라간다.
- 엉덩이가 좌우로 들썩거린다.
- 온몸이 사시나무 떨듯 한다.
- 한쪽 팔이 원을 그리며 저절로 돌아가거나, 양팔을 정신없이 턴다.
- 입은 옷이 출렁거릴 정도로 뼛속 깊은 곳에서 진동이 올라온다.
- 진동 모드의 휴대전화가 울릴 때와 유사한 반응.
- 머리에서 발까지 시냇물처럼, 혹은 파도처럼 흐르는 파동.

　　신체 반응들은 사람마다, 환자마다 제각각이다. 그리고 그 사람의 그날 컨디션이나 병세, 주위 환경 등에 따라서도 다양하게 나타난다. 그러한 반응을 가족이나 주위 사람들이 눈으로 확인할 수 있지만, 겉으로는 표현되지 않고 내면에서 잔잔히 출현하는 현상들도 있다.
　　이런 반응들은 당사자의 건강을 최적의 상태로 끌어올리기 위해 저절로 생겨나는, 매우 자율적인 현상들이다. 사람마다 그때그때 양상은 서로 달라도 육체를 조화롭게 재정비하기 위해 맞춤 형태로 다가온다는 사실이 신기하다.

이같은 일을 몇 번 체험하고 나면 이 우주 자연 속에는 유기체가 조화와 질서에서 이탈했을 때 이를 정상적인 위치로 돌려놓는, 보이지 않는 치유의 손길(invisible healing hand)이 있음을 깨닫고 고개를 끄덕이게 된다.

이 치료법의 출발점

자율치료는 신체의 가장 문제 있는 부위를 그 출발점으로 삼는 것이 좋다. 만성질환이 따라다니거나, 유전적으로 취약하거나, 평소 늘 통증이 감도는 부위 등이 그런 곳이다. 문제가 크다는 것은 그만큼 자율치료가 빠르고 효과적으로 작동될 수 있다는 의미이기도 하다.

이렇게 문제 있는 곳에서 치료 반응을 유도해 전신으로 확산시키는 것이 좋다. 특히 초보자는 이 기법을 제대로 익히지 못하고 있으므로 이 방법을 선택할 때 원하는 결과를 얻기 좋다.

문제 부위가 여러 곳일 경우는 이들을 마음으로 적절히 연결해 슬쩍 슬쩍 옮겨다니며 작업하는 것도 요령이다. 이렇게 묶음으로 대처해 치료 반응이 만족스럽게 올라오면 이를 온몸으로 확대해 효과를 높인다.

가령 오른쪽 어깻죽지 안쪽에 오랫동안 통증이 박혀 있었다면 그 부위에서부터 자율적 치료가 작동되게 하는 게 좋다. 즉, 전신 이완 후 흐릿한 의식으로 어깻죽지 깊은 곳에 들어가 온감(warmth sensation), 중감(heaviness sensation), 진동(vibration) 등을 유도한다. 병증이 깊은 곳일수록 자율치료법 반응이 쉽고, 빠르고, 효과적으로 나타난다.

경추디스크가 골칫거리라면 그곳으로 다가가 치료 반응을 유도한다. 과민성대장염이 가장 고민거리라면 하복부로 깊숙이 들어가 작업을 시작한다. 이렇게 치료를 출발한 다음 신체의 다른 문제 있는 곳으로 옮겨다니며 유사한 방법으로 작업한다.

건강한 신체 부위에서는 자율치료 반응이 잘 나타나지 않는다. 이는 조화로운 부위여서 자동 조절을 통한 자연 발생적 치료가 불필요하기 때문이다. 그렇기 때문에 문제가 큰 신체 부위부터 대처하는 게 요령인 것이다. 자율치료법 역량이 고도화하면 이런 방식의 치료가 일상적, 자동적으로 진행된다.

제1의 관문, 이완의 임계치

앞에서도 설명했듯이 자율치료의 전제는 이완이다. 충분한 신체 이완 없이는 치료 효과를 달성할 수 없다. 특히 초보자들은 이완을 한다고 하면서 반대로 신체를 긴장감으로 조이는 경우도 더러 볼 수 있다. 이는 일을 거꾸로 진행시키는 것으로, 경계해야 할 상황이다.

자신의 마음이 더 이상 육체를 붙들고 있지 못하게 해야 한다. 의식의 스위치를 거의 꺼버려, 마음과 육체가 분리되게 해야 한다. 이는 몇 마디 말로는 쉽지만, 막상 실행하려 하면 잘 안 되는 대목이다. 자율치료법을 배우다가 실패하는 대표적인 경우이기도 하다.

초보자들은 심신 이완이 잘 안되면 안타까운 마음으로 자율치료 지도자에게 이런 질문을 던지기도 한다.

"혹시 알약 한 개 먹고 쉽게 이완을 달성할 수는 없나요?"

"심신 이완을 도와주는 전자기기라도 있다면 좋을 텐데… ."

정녕 실소를 머금게 하는 말들이다. 이런 반응은 그들이 그만큼 타율적 방식에 길들여져 있다는 방증이다. 말로는 타율적 방식을 지양하고 자율적 방식을 택한다고 하면서도, 아직 정신 영역은 고스란히 현실에 연결돼 있다. 오늘 해야 할 일, 만나야 할 사람 등이 눈에 아른거려 내면으로의 진입이 불가능한 것이다. 일상의 습관과 고정관념은 이토록 무섭다.

이런 고정관념은 오랜 세월에 걸쳐 형성된 것이어서 아스팔트처럼 단단하다. 현대의 물질만능주의 사회가 이같은 '생각의 아스팔트 화'에 기여한 것도 사실일 것이다.

하지만 고질병의 고통에서 벗어나려면 어떻게 해서든 물질적 방식에 익숙한 이런 고정관념으로부터 탈피해야 한다. 타율적인 해결 습관을 졸업해야만 한다.

이를 위해 어린이처럼 순수한 마음으로 돌아가 모든 것을 내려놓고 내면 여행을 떠나야 한다. 그 여행은 그동안 지나가 보지 못한 처녀지를 걷는 것과 같다. 온전히 새로운 여행이지만, 두렵지 않고 마음 편하며 참신한 측면도 있다. 그러나 그 여행길이 어디까지인지는 정확히 알 수 없다. 다만 필자를 포함해 많은 경험자들의 경험담을 종합하면 전신이 노곤하고, 사지가 쭉 풀리며, 의식이 가물가물하게 침잠할 때까지이다. 거기까지 이르러야 내면 여행의 목적지에 다다랐다고 할 수 있다. 이것이 심신 이완의 임계치이다. 이런 임계치를 지나가야 비로소 우주 대자연의 치료가 일어난다.

우주 대자연의 작용은 자애로운 치유의 손길 형태로 몸에 영향을 미친다. 보이지 않는 그 손길은 원초적이며 본능적인 생명의 양육을 본질로 한다. 이는 깊디깊은 심신 이완 과정을 거쳐 대뇌 기능이 약화되고 원시뇌(생명뇌) 기능이 향상된 가운데, 원시뇌가 대자연과 내 몸의 징검다리 역할을 시작했기에 가능해진 일이다. 다시 말해 심신의 고장난 주파수가 조화를 근간으로 하는 우주의 주파수에 흡수돼 잘못이 수정되고 육체의 오류가 교정되기에 이른 것이다.

　자애로운 치유의 손길은 환자의 병세가 깊을 때는 엄청난 위력으로 다가오고, 완만할 때는 적당한 치유력으로 부드럽게 다가온다. 또 건강한 사람에게는 잔잔한 행복감이나 기쁨의 감정으로 밀려든다. 이것은 하늘이 선사하는 고급 선물이라고 할 수 있다.

　그러므로 이런 선물을 향유하고 질병의 추격을 따돌리기 위해 우리는 어떻게 해서든 심신 이완의 고갯길을 넘어가야 한다. 어렵다고들 하지만, 일단 경험하고 나면 별일도 아니다. 그 다음부터는 잔잔한 미소를 지으며 자연스럽게 임계치를 넘어 다닐 수 있다. 이는 기적의 자율치료가 일어나는 '하늘병원'으로 편안한 내면 여행을 다녀오는 것과도 같다.

이 치료법의 효율적 시간대

갖가지 노력에도 불구하고 충분한 심신 이완 달성이 어려운 이들을 위해 우주 대자연은 다른 기회를 한 번 더 남겨 놓았다. 그것은 잠들기 전후 시간대를 이용해 자율치료를 시도하는 것이다.

신비한 우주의 작은 생명체인 인간에게는 하루 한두 차례씩 몸이 자동으로 온전히 이완되는 시간이 찾아온다. 바로 잠들기 직전과, 새벽녘 잠에서 막 깨어났을 때이다.

우리는 매일같이 일과를 마치고 잠자리에 들어간다. 잠을 청하는 동안 그날의 일들이 흐릿하게 머릿속을 스치며, 물 먹은 솜처럼 전신에 피로가 몰려온다. 사람들은 그런 피로감을 어찌하지 못하고 잠의 나락으로 떨어지게 된다.

이렇게 수면으로 들어가기 직전, 의식이 가물가물하고 몸이 노곤한 순간이 심신 이완이 자연스럽게 잘 달성된 시간이다. 이때 자율치료의 시동을 걸면 신체에서 치료 반응이 일어나기 수월하다. 자연스럽고 복잡하지 않게 목표를 달성할 수 있는 방법이다.

더 효율적인 시간대는 새벽녘이다. 깊은 잠에서 깨어 의식이 흐릿하게 돌아온 그 순간은 온 세상이 차분하고 평안한 시간이다. 약간 열린 창문 커튼 사이로 희미하게 동이 터오는 모습이 보일 수 있다. 주위의 자연 현상들이 바야흐로 새날을 맞이하려 하는 가운데, 새 몇 마리가 새벽잠을 털어내고 청아한 노랫소리를 흩어놓기 시작한다.

그 순간 '마음의 눈'으로 훑어보면 전신이 마치 주사라도 맞은 듯 노곤한 것을 느끼게 된다. 의식이 아직 20~30%만 돌아온 이때야말로 심신이 자동으로 거의 완벽하게 이완돼 있는 순간이다. 이때 전신에 자율치료법을 적용하면 소기의 효과를 달성하기 쉽다. 바이브레이션을 형상화한 자기 암시로 몸에서 진동이 일어나는 것을 체험할 수 있으며, 뜨뜻한 느낌(온감)이나 무거운 느낌(중감) 등이 일어나게 할 수 있다.

특히 초보자일수록 이 시간대를 잘 활용하면 이 치료법의 물리를 터득하기 좋다. 새벽 잠자리에서의 한바탕 작업으로 건강을 크게 개선하는 전환점을 맞이할 수 있다. 이는 그동안 타율적 방식에 익숙했던 관습을 버리고 자율적 방식을 불러, 건강을 위한 새로운 이정표로 삼는 일이기도 하다.

자율치료법이 익숙해지면 굳이 새벽이 아니더라도 아무때나 자유자재로 시동을 걸 수 있다. 그렇지만 전문가에게도 새벽녘은 이 치료법의 효과를 극대화할 수 있는 최적의 시간대라고 할 수 있다.

초보자는 새벽에 처음 자율치료 실행에 성공하고 나면, 심신 이완을 어느 수준까지 달성해야 치료 반응이 올라오게 되는지 그 임계치를 깨닫게 된다. 이를 통해 다른 시간, 다른 장소에서 자율치료를 유도하는 과정에서도 심신 이완의 정도를, 요구되는 수준까지 충분히 높여 치유 목표를 달성할 수 있게 된다.

자율치료의 핵심 가치, 진동 현상

자율치료 실천 6단계 중 네 번째 단계에서 이 건강법의 치료 반응으로 온감, 중감 및 진동 3가지를 거론했다. 이중 가장 중요한 것은 진동이라고 말할 수 있다.

진동은 큰 틀에서 온감과 중감을 포괄하는 개념이기도 하다. 사실 온감은 혈관을 감싸고 있던 근육(평활근)의 이완으로 혈관의 지름이 넓어져 혈액 공급량이 증가하고 말초혈관까지 혈액 흐름이 개선돼 나타나는 현상이다. 이런 상황이 되면 차가운 수족과 어깨, 등판 등이 따스해지며 헬액이 획획 도는 것이 몸으로 느껴진다. 그러므로 이는 진동의 또 다른 유형이다.

중감은 근육의 긴장이 풀려 육체가 원초적 생명력과 조화를 회복하는 과정에서 무언가 묵직하게 힘이 들어오고 특히 팔, 다리, 가슴, 복부 등이 빵빵해지는 현상이다. 이 또한 진동의 다른 양상이라 해도 틀리지 않다.

일반적으로 진동은 신체의 부조화가 조화로, 무질서가 질서로 전환되는 과정에서 나타난다. 자율치료 과정에서 몸 안팎에 등장하는 다양한 반응들이 모두 진동이다. 진동의 스펙트럼은 외적·내적 진동, 전신·부분 진동, 강한 진동, 약한 진동, 골수 진동, 세포 진동 등으로 넓다. 모두 환자의 신체적 특성이나 병세, 그날의 컨디션 등에 따라 양태를 달리해 출현한다.

무엇보다 환자의 질병 치료와 관련해 안성맞춤 형태로 등장한다는 사실이 신기하다. 중증 환자에게는 격렬한 반응으로 나타나고, 경증 환자에게는 적절히 부드러우며 때로는 기분 좋게 다가온다. 질병이 다 치료될 때까지 몇 날, 혹은 몇 달간 비슷한 진동이 기세 좋게 출현하기도 한다. 그리고 질병이 평정되고 나면 소임을 다한 병사처럼 자취 없이 사라져 더 이상은 나타나지 않는다.

서구의 심신의학 영역에는 이러한 진동 현상에 대한 연구 결과가 거의 없다. 이는 서구 심신의학이 매우 높은 수준의 심신 이완 달성을 제대로 안내하지 못한 까닭이다. 그것이 서양인들의 한계로 보인다. 심신 이완의 일정한 임계치를 넘어서야 놀라운 치료 역량이 종합적으로 작동되는데, 서구 심신의학은 그 전 단계에서 더 이상 진보하지 못해 전격적이고 차원 높은 질병 치료 방법을 설명하지 못하고 있는 것이다. 어찌됐든 이러한 진동이야말로 자율치료의 최대 치료 수단임은 자명하다.

그러면 어떻게 이런 진동을 부르는가.

반복해 강조하지만 심신 이완의 임계치를 넘으면 된다. 그리고 간절히 기다리면 진동이란 귀한 손님이 몸 안팎에서 고개를 든다.

그런 간절함에도 불구하고 진동이 출현하지 않을 때는 심상법이란 자기 암시 기법을 활용해 본다. 깊은 이완 상태에서 어떤 물결 같은 바이브레이션이 올라오는 상상을 시각화(視覺化)해 몸에 적용하는 것이다. 그러면 어느 틈에 진동이 일어난다. 이는 쉽지 않지만 기도하는 심정으로 많은 시행착오를 거쳐 노력하면 누구든 성공할 수 있다. 특히 중증 환자는 병을 극복해야만 한다는 절실한 마음이 밑바탕에 깔려 있어 자율치료 과정에서 진동 현상을 어렵지 않게 체험할 수 있다.

얼음덩이처럼 굳어진 고정관념을 내려놓고 어린이와 같은 순수한 마음으로 돌아가는 것이 중요하다. 그러면 굳어지거나 굴절된 신체가 깊은 심신 이완으로 풀리는 과정에서 진동이 출현하게 된다. 진동은 조화로움으로 향하는 과정에서 갖가지 양태로 드러나는 어떤 치유 에너지 현상이라고도 말할 수 있다.

내 마음은 진동을 전면에 내세우고 그 진동이 본래 역할을 잘 수행하도록 그의 조력자가 돼주면 된다. 진동은 주인이 의식의 초점을 전신의 통증 부위, 불편한 곳, 병반이 생겨난 조직 등으로 옮겨 갈 때마다 그곳으로 자연스럽게 흘러가며 제 기능을 해낸다. 이렇게 하여 나 자신의 의식은 몸 전체를 객관적 시각으로 통찰력 있게 바라보며 조화로운 치료를 도모하게 된다.

이와 같은 방식으로 종합적인 치료 목표를 향해 줄곧 나아가면 된다.

진동이란 무엇인가

● 진동 현상

병들어 굳어지고 왜곡된 신체는 혹한의 대지에 비유될 수 있다. 봄 햇살이 따사로이 비치기 시작하면 대지의 얼음장이 녹고 갈라져 그 아래로 시냇물이 졸졸졸 흐른다. 물고기들도 꼬리쳐 돌아다니고, 냇가 버들개지에는 생기가 오른다. 들꽃들도 수줍게 얼굴을 내밀고, 대지가 한 해 농사를 위해 기지개를 켠다.

진동은 대지에 나타난 이런 긍정적 변화처럼 신체의 왜곡된 현상들이 개선될 때 나타나는 신호이다. 즉, 굳어져 있거나 뭉쳐서 병적 변화를 초래했던 조직이 서서히 풀릴 때, 혹은 오래 정체해 고착화한 만성 염증이 빠져 나갈 때, 또 신선한 혈액이 활발히 돌기 시작할 때 일어난다.

● 진동 부르는 법

충분한 심신 이완이 전제돼야 진동이 나타난다. 깊은 내면 여행을 떠나 심신이 매우 높은 수준으로 이완돼야 그 너머에서 크고 작은 진동이 올라온다. 무엇보다 병세가 심각한 환자에게는 격렬한 진동 현상이 일어나, 굉장한 힘의 치료 에너지로 작용한다.

초보자는 진동을 유도하다가 공회전해 실망감을 느끼곤 한다. 인생을 살아오면서 경험해보지 못했고, 물질이 아닌 비물질 에너지 세계의 현상을 접하는 것이다 보니 도무지 감이 잡히지 않는다. 이 경우 다음의 방법들이 도움 될 수 있다.

– 자기 암시

심신 이완 상태에서 자기 암시 기법으로 자기실현적 기대를 건다.

예를 들어 어깨와 목이 많이 굳어진 환자는 그 부위에 물결 같은 진동이 일어나는 상상을 간절히 갖다 붙인다. 만성요통 환자는 허리가 들썩거리는 심상(mental imagery)을 적용한다. 이러한 자기실현적 상상은 시간이 흐르면서 그대로 현실이 되어, 실제 어깨가 꿈틀거리고 허리가 좌우로 꺾이는 등의 현상이 나타날 수 있다. 뒤틀리거나 막혀 있던 조직이 정상을 회복하는 과정에서 어떤 변화가 진동의 형태로 등장하는 것이다.

– 외적 진동 유도

심신 이완 상태에서 양손을 열심히 털거나, 도리질을 하거나, 한 쪽 팔을 어깨 위에서 빙빙 돌리는 동작을 한다. 그렇게 외연적 동작을 하다가 그런 인위적 진동이 몸 안으로 스며들어 내적 진동으로 전환되도록 한다. 이런 과정에서 자율적 진동 현상이 제 리듬을 타고 궤도에 오를 수 있다.

● 진동의 양태

– 전신 진동 & 부분 진동

▲ 전신 진동 : 온몸에 크게 나타나는 진동이다. 머리부터 몸통을 거쳐 사지까지 넓은 범위에 영향을 미친다. 이 상황에서는 신체가 전인적, 총체적인 치료를 향해 나아가므로 치료 효과가 뛰어나다.

▲ 부분 진동 : 몸의 일정 부위에서만 나타난다. 한 부위에서만 작동하기 때문에 일부 치료 효과는 있지만 원천적이고 뛰어난 효과를 기대하기는 어렵다.

– 외적 진동 & 내적 진동

▲ 외적 진동 : 몸 밖으로 표출되는 진동이다. 신체가 여기저기 부르르 떨리거나 목, 허리 등이 꺾이는 등 변화를 눈으로 확인할 수 있다.

▲ 내적 진동 : 몸 안에서 조용히 일어나는 것으로, 주위 사람들이 눈치채지 못한다. 안에서 강하게 혹은 밀밀하게 올라오는 경향이 있어 치료 효과가 대체로 우수하다.

– 강한 진동 & 약한 진동

▲ 강한 진동 : 묵직하거나 힘이 센 진동으로, 이를 앞세우면 병원의 외과 수술 못지않게 강력한 치료 효과를 달성할 수도 있다.

▲ 약한 진동 : 잔잔하거나 부드럽게 일어나는데, 그만큼 치료 효
과는 낮다. 피로 회복, 통증 완화 등에 좋으며 비교
적 건강한 사람들이 느끼게 된다.

– 따뜻한 진동 & 시원한 진동

▲ 따뜻한 진동 : 대부분의 진동은 온기를 동반한다. 따뜻한 느낌
이야말로 건강의 본질이기 때문이다.

▲ 시원한 진동 : 이는 예외적인 경우로, 이마나 뇌 안에서 주로
일어난다. 뇌 안에서 진동을 유도할 때 시원한 느
낌이 스치는 것이 바로 이런 것이다.

– 골수 진동 & 세포 진동

▲ 골수 진동 : 뼛속 깊은 곳에서 일어나는 진동이다. 골수의 기능
을 충실히 하므로 이로 인해 체력이 크게 향상되는
것을 느낀다. 재생불량성빈혈 환자에게 크게 도움
되며, 골다공증이나 척추 관련 질환자에게도 증상
개선을 촉진한다.

▲ 세포 진동 : 전신의 세포들이 일제히 긍정적 반응을 하는 상황
이다. 신체 기능을 전반적으로 증진할 수 있으며,
내면에서 잔잔한 기쁨을 누릴 수 있다.

● 기능과 역할

신체가 부정적 상태에서 긍정적 상태로 전환되는 과정에서 나타나는 주인공이므로 치료를 기본 기능과 역할로 하게 된다. 몸의 주인은 그러한 진동이 제 기능을 충실히 하도록 조력자 역할을 하고, 치료의 진전을 위해 그 기능을 점점 더 키우는 데 관심을 기울여야 한다.

이를 위해 부분 진동을 전신 진동으로, 약한 진동을 강한 진동으로, 그리고 외적으로만 분출되는 진동을 깊은 데서 묵직하게 올라오는 내적 진동으로 전환해줄 필요가 있다. 경우에 따라 골수 진동이나 세포 진동 등의 걸출한 치유 에너지도 등장시켜 신체 기능을 원천적으로 개선하는 무기로 삼을 일이다.

내 몸을 고치는 위대한 의사는 긍정과 자기 확신을 바탕으로 한 내 마음이다. 그런 마음이 치료 과정에서 다양한 양태로 등장하는 것이 진동이다. 피아니스트가 건반에 집중해 아름다운 선율을 만들듯 신체의 주인은 마음의 건반을 두드려 진동 에너지를 황홀한 선율처럼 길어 올릴 수 있다. 이렇게 하여 자기 신체가 아름답고 황홀한 육체로 재탄생하게 하는 주인공이 될 수 있다.

이 치료법의 실천 장소

충분한 이완과 진동 현상을 핵심 가치로 하는 자율치료는 누구나 어떤 장소에서든 자유롭게 실천할 수 있다. 특권 있는 사람이 자신의 고급 거처에서 시도한다고 해서 특별히 잘 되는 것도 아니다. 신체를 편안히 할 수 있는 조용한 장소라면 어디든 상관없다.

반복해 말하지만 가장 좋은 장소는 잠자리이다. 하루의 번잡한 일상을 가라앉히고 잠의 나락으로 들어갈 수 있는 곳, 또 새벽에는 노곤하거나 상쾌해 저절로 이완이 달성되는 곳이므로 많이 권장된다.

잠자리가 아니더라도 몸을 편안하게 부릴 수 있는 소파나, 시원하게 스트레칭하기 좋은 거실, 혹은 공원의 한적한 장소 등 자신에게 잘 맞는 곳이면 된다. 들판도 좋고, 산속도 괜찮다. 번잡한 도심의 빌딩

속이어도 적당히 이완을 달성하는 데 방해물만 없다면, 들어앉거나 누워 이 치료법을 실천할 수 있다.

익숙해지면 사무실 책상에서 일을 하다가도 틈틈이 자율치료법을 실천할 수 있다. 순간순간 내면으로 들어가, 피로가 엉켜 있거나 통증이 감도는 곳 등을 마음 의술로 마사지하듯 위무해준다. 고질병이 있다면 같은 방법으로 사무실에서 수시로 대처해 효과를 볼 수 있다.

상사나 동료 직원들은 당사자가 무슨 작업을 하는지 눈치 채지 못한다. 내면세계에서 보이지 않게 작동시키는 것이기 때문이다. 동료 직원들이 커피 마시며 잡담하는 시간에도 이렇듯 멋지게 내면 여행을 해 건강을 증진할 수 있다.

자율치료 기법이 발달하면 심지어 운전을 하거나, 길을 걷는 중에도 치료 작업을 진행할 수 있다. 운전대를 좌우로 돌리는 행위 중 생각의 일부는 내면으로 들어가 신체의 문제 부위를 다스리고 위무하면 된다. 보행은 다리가 수고하는 것이므로 그 상황에서 상체나 어깨, 두경부 등을 적당히 이완하고 치료 반응을 불러 소기의 목적을 달성할 수 있다.

등산을 하는 동안에도 다리에 가해지는 양적(陽的)인 운동과 두경부, 어깨, 상체 등에 적용하는 음적(陰的)인 자율치료를 함께 해 일거양득의 효과를 거둘 수 있다. 이렇게 하면 일반인들은 생각할 수 없는 행복감과 만족감을 느낄 수 있다.

일상생활에서의 실천 방법

가령 한 환자가 경추신경공유착증, 심근경색증, 폐결절, 척추관협착증, 허혈성장질환, 전립선비대증 등 6가지 난치병에 시달린다고 치자.

상황이 이 정도이면 현대 생체의학으로는 그를 정상으로 돌려놓기가 거의 불가능하다. 그러나 자율치료법을 제대로 실천하면 이렇게 다양한 질병도 효율적으로 고칠 수 있다.

여러 질병 중 경추신경공유착증이 가장 큰 고통을 준다면 환자는 충분한 이완 달성 후 우선 문제의 부위로 다가간다. 유착이 일어난 경추 부위를 온감, 중감 혹은 진동 현상을 일으켜 충분히 위무한다.

그 과정에서 당사자는 경추 부위의 막히거나 굳어진 현상이 풀리고 혈액이 휙휙 도는 것을 느낄 수 있게 된다. 이런 상황을 오래 지속할수록 그에 비례해 치유 반응이 점점 더 강하게 올라온다.

경추 부위가 어지간히 다스려진 느낌이면 이번에는 심장으로 옮겨가 심근경색증에 대처한다. 심장 근육 전체와 더불어 심장을 둘러싸고 있는 갈비뼈, 어깨뼈, 그리고 흉추, 견갑골, 능형근, 왼쪽 팔 등 관련 부위 전체를 묵직하게 위무해준다. 이렇게 하면 맥없던 심장에 힘과 탄력이 붙어 자신감이 생겨난다.

그런 다음 폐 깊숙이 들어가 폐결절 부위를 다스린다. 폐와 주위의 관련 부위를 다스리는 과정에서 썩은 가래가 올라오면 부지런히 뱉어낸다. 이런 작업을 몇 달간 반복하면 결절 부위가 녹아 없어지는 경우도 생겨난다.

척추관협착증도 요추 부위에 정성을 보태고 협착의 부작용으로 생긴 다리 통증에 적절히 대응하면 어느 날 거짓말처럼 사라지게 된다. 허혈성장질환은 하복부에, 전립선비대증은 사타구니 부위에 집중적으로 대응하면서 관련 부위를 다스려주면 증상 개선을 기대할 수 있다.

각각의 질병에 대응하는 과정에서 반드시 전신적인 대응도 염두에 두고 함께 실천해야 한다. 부분에만 집착하면 전신의 조화와 균형을 잃어 자칫 짝퉁 치료에 머무는 수가 있다.

머리(백회, 통천 부위)부터 목 부위와 어깨, 척추를 거쳐 상, 하복부와 사지 전체에 이르기까지 전신의 막히거나 꼬이거나 뭉친 것들을 진동, 중감 등의 수단으로 풀어주어 악성 물질과 탁기가 모두 빠져 나가고 기혈이 잘 순환되게 해주어야 한다.

자율치료법이 몸에 잘 배면 전신을 상대로 거의 동시다발적으로 대응해 이같은 성과를 십분 거둘 수 있다.

한편, 한두 번의 자율치료법으로 모든 고질병을 물리치기란 쉽지 않다. 육체는 정성스럽게 대응해 상태를 호전시켰다 하더라도 자꾸 본래 상황으로 되돌아가려 하는 경향이 있기 때문이다. 따라서 반복적인 정성과 실천이 뒤따라야 한다.

질환 부위가 끊임없는 세포 재생을 통해 정상으로 복구됐을 때 비로소 병마가 물러가게 된다.

시행착오 & 반복적 훈련

　모든 일이 다 그렇듯 자율치료에도 왕도는 없다. 우선 이 치료법을 첫 경험하는 일이 쉽지 않으며, 경험했더라도 이를 몸에 배게 하는 것은 더욱 어렵다.

　사람에 따라서, 그리고 환자의 절박한 심정 여부에 따라서 첫 경험은 빨리 올 수 있고, 느리게 다가올 수도 있다. 빠른 사람은 이 치료법의 원리를 설명 들은 다음 바로 실천을 하기도 한다. 이 경우는 질병이 심각한 환자이거나, 종교심이 깊은 사람에 해당한다.

　질병이 심각한 사람은 다급한 마음에 지푸라기라도 잡는 심정으로 이 치료법에 매달린다. 그러니 속도감 있게 이를 체험할 수 있게 된다. 종교심 깊은 사람은 평소 기도에 깊이 들어가는 훈련이 잘 돼 있으므로 역시 체험이 빠르다. 자율치료법과 기도는 유사성이 있다. 기도하는 마음을 치유 쪽으로 방향 전환하면 의외로 목적 달성이 쉬워진다.

일반적으로 사람들은 여러 날, 혹은 여러 달 다양한 시행착오를 거쳐야 자율치료를 체험할 수 있다. 체험이 늦은 사람은 몇 년 만에 결과가 나타나기도 한다. 또 감각이 없는 이들은 영영 체험에 실패하기도 한다. 이런 사람은 대개 병원 등 타율적, 물질적 치료에 경도된 경우다.

아이큐가 아무리 높아도 타율치료가 몸에 배면 자율치료는 어려워진다. 반면 아이큐는 낮더라도 마음으로 자율치료의 기능과 역할을 인정하고 모든 것을 내려놓을 줄 아는 사람이라면 궁극적으로 이 치료법을 터득하게 된다.

자율치료라는 처녀지에 첫발을 내딛는 데 성공했더라도 반복적인 훈련을 해야 한다. 왜냐하면 이 치료법을 고도로 익힌 뒤라야 질병을 원천적으로 제압할 수 있기 때문이다. 고급 단계에 오르기까지 또 다른 시행착오들을 거치게 된다. 말로 전달하는 데 한계가 있어 개인별, 상황별로 미세한 체험들을 통한 능력 향상이 요구된다.

● 기초 연습 단계

마음이 육체를 움직이는 원리를 잘 몰라 공회전하다가 드디어 첫 체험을 하고 감격스러워 하는 단계이다. 물질세계에 머물러 살다가 비물질, 에너지 세계로 스위치 전환하는 데 성공한 것이다.

처음에는 신체의 일정 부분에서 따뜻한 느낌, 묵직한 느낌, 진동 현상 등을 느낄 수 있다. 이 단계는 통상 신체의 한 부위에 국한하여 반응이 일어나므로 전격적인 치료 효과를 기대하기 힘들다.

이 단계 경험자들은 신기한 느낌을 가지면서도 몇 번 시도하다가 뚜렷한 치료 효과를 얻지 못해 그만두는 경우가 많다. 부분의 효과를 신체 깊숙한 곳과 전신으로 확대하는 노력이 꾸준히 뒤따라야 한다.

● 중등도 훈련 단계

몸 여기저기서 따뜻한 느낌이나 묵직한 느낌, 크고 작은 진동 등을 느끼게 된다. 사람들은 이 단계에서부터 자율치료법의 매력에 빠져 본격적으로 피로 회복, 미용 증진, 활력 증강 등의 효과를 보게 된다.

여러 가지 질병의 증상이 완화되는 경험을 할 수도 있다. 이로 인해 안도감을 느끼며 이 건강법을 비로소 다 실천한 것으로 생각할 수 있다.

그러나 이는 너무 앞서나간 생각이다. 중증질환과 난치병 등의 치료 및 젊음 회복 등을 위해서는 다양한 시행착오와 훈련을 통해 이보다 더 깊고 육중한 단계로 넘어가야 한다. 말을 잘 모는 기수처럼 자신의 몸을 능수능란하게 다뤄 질병을 원천적으로 통제할 수 있는 단계까지 올라서야 한다.

● 고급 단계

뇌부터 목, 어깨, 척추, 그리고 각 장기와 사지에 이르기까지 자유자재로 반응을 일으킬 수 있는 단계이다. STEP 1부터 6까지의 전 과정이 단 몇 분 사이에 작동된다.

이 단계로 올라선 사람은 전신을 좋은 에너지로 샤워하듯이 머리부터 발끝까지 진동이 잔잔히 흐르게 할 수 있고, 혈액이 온몸을 왕성하게 돌게 할 수도 있다. 중추신경을 따라 묵직한 기운이 흐르게 하고 그 여파가 오장육부와 사지로 밀밀하게 퍼지도록 할 수도 있다. 이렇게 하다 보면 몸이 새털처럼 가벼워지고 건강이 획기적으로 증진된다.

각종 난치병은 이 단계까지 능력이 올라와야 다스릴 수 있다. 현대 의학으로 치료 불가능한 중증질환들도 상당 부분 치료된다.

젊음과 아름다움을 되찾을 수 있는 단계이기도 하다. 장수와 관련된 텔로미어(telomere)의 길이가 늘어나며, 날마다 불로초(不老草, herb of eternal youth)를 먹는 것과도 같아, 세월이 거꾸로 흐르며 장수하게 된다.

이처럼 정성을 다해 반복적 훈련을 해서 고급 단계까지 역량을 향상시켜야 한다. 그래야만이 스스로 난치병, 퇴행성질환, 유전성질환 등을 무난히 다스릴 수 있다.

특별히 다스려야 할 신체 영역

● 중추신경과 신경전달물질

자율치료법 실천 과정에서 가장 염두에 둬야 할 곳은 중추신경이
다. 중추신경계는 뇌와 척수다. 쉽게 설명하면 하늘로 통하는 정수리
(백회)부터 두개골 속 5개의 뇌와, 경추, 흉추, 요추로 이어지는 척추
뼈 안쪽의 기다란 척수 형태로 이어져 있다. 이곳을 잘 다스리는 일이
신체의 전반적인 건강 증진을 위해 매우 중요하다.

뇌는 우리 몸의 모든 기능을 조절하는 중추다. 기억, 생각, 감정, 행
동 등을 조절한다. 척수는 뇌와 말초신경 사이의 신호를 전달하는 통
로 역할을 한다. 중추신경계가 하부에 거느리고 있는 말초신경계는

뇌와 척수에서 뻗어 나와 온몸에 분포한다. 이는 신체 안팎의 정보를 중추신경계에 전달하고 중추신경의 명령을 내장과 근육, 골격 등에 전해 신체가 적절한 반응을 일으킬 수 있도록 돕는다. 이같은 일들은 뇌에서 많은 종류의 신경전달물질이 분비되고 신체 조직수용체에 수용되기 때문에 가능하다. 다시 말해 신경전달물질이 하나의 신경세포로 하여금 수많은 다른 신경세포들과 적절히 신호를 주고받을 수 있게 메신저 역할을 해주기 때문이다.

신경전달물질은 인간 활동의 최고 주체라 할 수 있다. 이는 너무 많이 분비돼도 곤란하며, 너무 적게 분비돼도 안된다. 항상 적당량이 분비되고 수용돼 인체의 건강하고 건전하며 활기찬 움직임에 기여해야 한다. 자율치료법을 밀도 있게 실천함으로써 이같은 목적을 효율적으로 달성할 수 있다.

현재까지 80여 종의 신경전달물질이 인체에서 분비되는 것으로 알려져 있다. 그중 세로토닌은 행복, 기쁨 등의 감정과 관련된 신경전달물질로, 이것이 부족하면 우울증이 나타날 수 있다. 도파민은 쾌락과 학습, 감정, 동기부여 등에 관여한다. 이것이 부족할 경우 파킨슨병이나 주의력결핍 과잉행동장애(ADHD)를 초래하며, 과잉이면 조현병, 틱장애 등의 원인이 된다.

엔돌핀은 희열과 관련돼 천연 진통제 역할을 하며, 가바는 긴장 완화, 안정감 등에 기여한다. 아세틸콜린은 근육의 수축과 기억을 돕는 기능을, 글루타메이트는 흥분을 전달하는 역할을 한다. 아직 과학으로 규명되지 못한 신경전달물질들도 상당히 많을 것으로 추측된다.

이렇듯 중추신경계는 모든 신경의 중심축 역할을 하며 인체를 전반적으로 관할하고 있는 기관이다. 집으로 치면 대들보나 기둥이며, 기업체에 비유하면 종합기획실이나 회장·임원실에 해당한다고 볼 수 있다. 따라서 자율치료법을 실천하는 과정에서 신체의 전반적 기능 향상을 위해 중추신경을 중점적으로 다스려주는 작업은 아무리 강조해도 지나치지 않다.

특히 중추신경 가운데 각성되기 쉬운 현대인의 대뇌를 안정화해 그 기능을 낮추고 원초적 생명 활동을 주관하는 원시뇌의 기능을 많이 향상시킬 필요가 있다. 편안함과 평화를 부르는 부교감신경의 기능을 높여 이런 목적을 달성할 수 있다.

중추신경에서 진동, 중감, 온감 등을 일으키기 위해 전신 이완 후 그 부위를 전체적으로 더듬는다. 마음의 탐조등을 비추며 원시뇌 등 뇌 심부(深部)와 기다란 척추 뼈를 따라 오르내리다 보면 그 어딘가에 통증이나 애매한 느낌 감도는 것이 확인될 수 있다. 뇌나 척추에 중증 질환이 있는 환자는 이를 쉽게 확인할 수 있다. 장기나 관절 등 인체 다른 부위에 질환이 있는 경우도 증상이 말초신경을 따라 중추신경으로 전달되므로 중추신경 어딘가에 온전치 못한 느낌이 걸려 있을 수 있다.

그렇게 비정상적 느낌이 감도는 중추신경 부위에서 마음의 작업을 하면 온감, 중감, 진동 등의 치료 반응이 스멀스멀 올라온다. 이 느낌을 묵직하게 온양해 중추신경 전체로 확산시키면 건강을 증진하는 보검처럼 사용할 수 있다.

즉, 중추신경이 최대한 묵직해지거나 진동이 힘차게 올라오면 그 기운으로 중추신경의 제반 문제점들을 다스리기 편리하다. 진동이나 중감의 힘으로 탈출한 추간판을 밀어 넣고, 척추관에 쌓인 악성 염증을 밀어낼 수 있다. 뇌 안의 염증도 배출해 뇌 기능을 전반적으로 향상시키는 일이 가능하다. 인간 행동을 조절하는 다양한 신경전달물질들의 분비와 수용이 항상 균형을 이루게 할 수도 있다.

이렇게 중추신경을 다스린 뒤 치료 반응을 말초신경 전체로 확산시킨다. 그러면 자율치료 효과가 말초신경을 따라 전신의 장기와 근육, 인대, 혈관, 뼈, 관절 등으로 퍼진다. 이렇게 하여 전신의 무질서를 몰아내고 조화를 회복할 수 있다. 날마다 이렇게 중추신경을 통한 작업을 정착시키면 신체가 전반적으로 신생을 거듭해 최고의 건강을 유지할 수 있다.

● 내분비샘과 호르몬

중추신경과 함께 또한 중요시해야 할 것은 호르몬과 이를 분비하는 내분비샘이다. 내분비샘은 뇌하수체를 비롯해 송과샘, 시상하부, 갑상샘, 부갑상샘, 흉선, 부신, 췌장, 고환, 난소 등이다. 이들 가운데 특히 뇌하수체는 인체의 호르몬 분비를 총괄하는 기관이므로 전신을 대상으로 자율치료를 실시하면서 이 부위를 중점적으로 보듬어줄 필요가 있다.

뇌하수체에서는 프로락틴, 성장호르몬, 옥시토신, 항이뇨호르몬 등이 분비된다. 프로락틴은 여성이 임신했을 때 유방에서 젖을 만들도록 돕고 성적 욕구를 낮춰준다. 성장호르몬은 신체의 성장을 촉진한다. 옥시토신은 사랑의 호르몬으로 줄기세포를 자극해 괴사한 신체조직을 복구하는 데 기여한다. 이밖에 갑상샘, 부신피질, 생식선 등을 자극하는 호르몬들이 뇌하수체의 명령으로 해당 부위에 이르러 갑상샘호르몬, 칼시토닌, 부갑상샘호르몬, 글루코코르티코이드, 남성호르몬, 여성호르몬 등의 분비를 자극하는 중요한 역할을 한다.

송과샘은 뼈의 대사에 관여하며 수면을 돕는 멜라토닌을 분비한다. 갑상샘은 체온 유지와 신체 대사의 균형을 유지하는 역할을 하는 갑상샘호르몬과 뼈 및 신장에 작용해 혈중 칼슘 수치를 낮춰주는 칼시토닌을 내보낸다. 부갑상샘에서는 혈중 칼슘 농도에 관여해 뼈 건강을 유지하는 부갑상샘호르몬이, 흉선에서는 세포의 분화와 성숙에 중요 역할을 하는 흉선호르몬이 나온다. 췌장은 혈당을 낮추는 인슐린과 반대로 높이는 글루카곤을 분비한다. 고환에서는 남성호르몬이, 난소에서는 여성호르몬이 각각 분비된다.

이렇듯 호르몬은 각종 생리현상을 조절해 인체의 항상성을 유지해주는 화학물질로, 내분비샘으로부터 표적기관으로 이동해 본래 역할을 수행한다. 한마디로 인체의 실질적 지배자 역할을 하는 물질이라 할 수 있다. 그러므로 몸의 각 기능이 정상적으로 유지되려면 각종 호르몬의 양이 몸 상태에 따라 적절히 분비돼야 한다. 너무 많거나 적게 분비될 경우 호르몬 불균형 상태가 되어 다양한 질병에 노출된다.

무엇보다 뇌하수체가 퇴행성 변화나 스트레스로 본래 기능을 잘 수행할 수 없게 되면 우리 몸은 각종 호르몬 불균형 상태가 되어 갖가지 질병에 시달린다. 뇌하수체는 뇌의 기저부에 위치해 있다. 따라서 자율치료를 실천하는 동안 부교감신경 우위의 매우 편안하고 안정된 마음으로 뇌 기저부를 위무해주는 일이 중요하다. 틈틈이 이렇게 해주면 호르몬 분비가 원활해지면서 그 균형이 달성돼 건강한 신체로 거듭날 수 있다.

뇌하수체 외에도 여러 곳의 내분비샘을 함께 적절히 관리해줄 필요가 있다. 밀밀한 진동 등을 일으켜 뇌 심부(深部)부터 조화롭게 자극하고, 그 여세를 몰아 내분비샘이 자리한 부위를 여러차례 위무해주면 인체의 실질적 지배자가 제 역할을 원활히 해 편안하고 활력 넘치는 삶을 영위할 수 있다. 전신을 대상으로 느긋하고 심도 있게 자율치료를 실행함으로써 이같은 결과를 얻을 수 있다.

● 생명의 상징, 혈액

혈액은 폐에서 흡수한 산소와 소화관에서 받아들인 영양소를 전신에 공급해 60조 개의 세포를 먹여 살린다. 이와 반대로 세포에서 만들어진 이산화탄소나 노폐물을 운반해 콩팥과 피부, 폐 등을 통해 몸 밖으로 배출되게 돕는다.

또 내분비기관에서 분비된 각종 호르몬과 뉴런에서 방출된 일부 신경전달물질을 필요한 곳으로 운반해 인체에 조화와 활기를 불어넣는다. 이와 함께 신체의 수분 균형을 이루고 체온을 유지하는 역할도 한다. 핏속의 백혈구는 외부로부터 침입한 세균, 바이러스 등과 싸우며, 혈소판은 상처 났을 때 피 응고를 도와 우리 몸을 지킨다.

인체 구성 요소 중 어느 하나 중요하지 않은 게 없지만 혈액은 이같은 이유로 더욱 중요시될 수밖에 없다. 신선한 혈액은 곧 생명의 상징이다. 그러므로 자율치료 과정에서도 호르몬처럼 중점적으로 다루게 된다.

자율치료 세계에서는 건강한 신체를 위해 혈액의 원활한 순환에 방점을 찍는다. 혈액이 잘 돌지 못하면 만병이 달려들기 때문이다. 일반인에게 흔한 허혈성장질환, 허혈성뇌질환, 심근경색증, 협심증 등이 모두 피가 제대로 돌지 않는 것이 원인이다. 심할 경우 다리가 썩어 들어가는 족부궤양, 하지정맥류, 버거씨병 등도 같은 원인으로 발생한다. 심각한 것에서부터 가벼운 것에 이르기까지 오늘날 질병의 주류를 이루는 것이 혈액 순환 장애로 인한 것들이다.

혈액이 선순환 되게 하기 위해 전신의 뭉치거나, 막히거나, 굳어진 부위를 뚫는 작업이 선행돼야 한다. 이를 위해 깊은 이완을 통해 온몸의 여기저기로 들어가 그런 부위들을 찾아낸다. 그런 다음 온감, 중감, 진동 등의 치료 반응들을 한껏 길어 올려 그 부위에 적용한다.

시간이 지나면서 뭉치거나, 막히거나, 굳어진 부위가 해체되며 병들었던 조직의 사이사이로 피가 흐르기 시작한다. 이러한 작업을 일정 기간 되풀이하면 병반 부위의 죽어 있던 세포가 새로운 세포로 대체돼 조직이 살아나며 혈액은 더욱 원활히 돌게 된다.

굳이 자율치료 반응을 유도해 효과를 보는 단계까지 가지 않고 깊은 심신 이완만 잘 달성해도 혈액 순환은 활발해진다. 깊은 이완 상태에서는 긴장감이 해소되며, 딱딱했던 근육이 부드러워진다. 특히 혈관을 둘러싼 평활근이 이완돼 혈관의 지름이 넓어진다. 이로 인해 더 많은 혈액이 혈관을 따라 공급되고 신체가 활력을 얻는다.

혈액은 골수에서 생성된다. 골수는 뼛속 공간을 채우고 있는 조직이다. 적혈구, 백혈구, 혈소판 등의 혈액 세포들이 이곳에서 만들어진다. 그러므로 신선한 혈액이 왕성하게 생성되게 하기 위해 골수를 자극해줄 필요가 있다.

이를 위해 척추 등 뼛속 깊은 곳의 골수에서 자율치료 반응이 일어나게 한다. 이른 바 '골수진동'은 골수에서 밀밀하게 올라오는 진동 현상이다. 골수에서 묵직한 반응이 일어나게 할 수도 있다. 모두 반복된 훈련을 통한 마음의 작용으로 이를 달성할 수 있다.

이렇게 하면 자율치료 과정에서 몸 안에 혈액이 휙휙 도는 것을 수시로 느낄 수 있다. 혈액이 왕성하게 순환하면서 전신이 따뜻해지고, 질병들이 약화하며, 원기가 솟는다. 이를 통해 인생에 자신감이 생겨나며, 자율치료의 위대한 기능에 감탄하게 된다.

● 골수와 줄기세포

골수는 위와 같이 혈액 세포를 생성하는 조혈 기관으로서 조혈모 줄기세포가 이에 포함돼 있다. 조혈모 줄기세포는 혈액 세포 외에도 뼈, 근육, 신경세포, 혈관 내피 세포, 간, 폐, 심장, 위장 등 다양한 조직 세포로 분화 또는 증식할 수 있어 병든 신체의 재건에 중요한 역할을 한다.

골수에는 중간엽 줄기세포도 존재한다. 중간엽 줄기세포는 인체 내에서 골수와 하복부 지방 등에 내포돼 있으며, 말초 혈액과 관절 등에도 소량 존재한다. 중간엽 줄기세포 역시 증식과 분화 과정을 거쳐 뼈,

연골, 근육, 인대, 지방 등 다양한 조직 세포로 변화할 수 있다.

줄기세포는 미분화(未分化) 세포로서 모든 세포로 분화할 수 있는 다분화(多分化) 능력과 자기 복제를 통해 스스로 증식할 수 있는 능력을 지녔다. 이에는 성체줄기세포와 배아줄기세포, 유도만능줄기세포 등이 있다. 성체줄기세포는 배아·유도만능줄기세포와 달리 사람의 몸에 자연스럽게 존재하는 것으로, 조혈모 줄기세포와 중간엽 줄기세포가 이에 해당한다. 이들은 인체에 소량으로 존재하는데 대부분 골수에 포함돼 있고, 지방(주로 하복부)에도 일부가 있으며, 혈액에도 약간 내포돼 있다.

인체에서는 매일같이 100억 개의 세포가 생성되며, 비슷한 숫자가 사멸해 적정 세포수를 유지한다. 그러나 질병의 침범이나 발암물질 노출, 노화 등으로 죽는 세포가 새로 생겨나는 세포보다 더 많아질 수 있다. 이런 상황에 놓이면 인체는 점점 무너지게 된다. 이같은 조건에서 손상된 조직이나 기관으로 스스로 찾아가 염증을 가라앉히고 조직을 재생하거나 강화하는 성체줄기세포의 활약이 요구된다.

성체줄기세포는 이처럼 인체가 필요로 하는 때에 증식, 분화해 전신을 돌며 손상된 혈관 내피 세포와 근육, 뼈, 인대 그리고 각종 장기의 세포로 재생되게 된다. 오늘날 일부 병원에서는 환자에게서 성체줄기세포를 추출해 배양한 뒤 이를 정맥주사로 주입하거나 피부, 두피 등에 시술해 신체를 재생하고 있다. 이는 효과가 상당히 인정되지만 때로 면역거부반응 등 부작용이 뒤따르기도 한다.

자율치료법에서도 성체줄기세포의 증식과 분화를 통해 신체 조직을 재건하고 그 기능을 향상시키는 데 중점을 두고 있다. 이를 위해 이

치료법에서는 골수의 충실성과 그 기능을 향상시키기 위해 각별히 노력할 것을 권장한다. 골수는 가느다란 뼈보다 어깨, 골반, 대퇴골, 척추, 머리뼈, 빗장뼈, 복장뼈 등 몸의 중심을 이루는 뼈에 주로 분포한다. 그러므로 이들 뼈 부위에서 골수진동 등을 무게감 있게 일으켜 운용하는 것이 중요하다.

즉, 뼛속 깊은 곳에서 진동이나 따뜻한 느낌, 무거운 느낌 등이 기분 좋게 올라오게 해 뼈 안팎을 찜질하듯 해주면 혈액 공급량이 증가하는 것 외에 성체줄기세포의 양과 분화 능력, 그리고 그 활동성이 향상돼 인체에 원기가 솟구친다. 그 과정에서 결코 부작용은 없다.

골수 외에도 지방이 많은 하복부에 대한 자율치료 반응을 함께 강화하면 성체줄기세포의 활약이 높아져 건강 증진 효과가 배가될 수 있다.

● 장내 미생물과 면역력

면역력이 왕성한 인체에는 질병이 함부로 다가서지 못한다. 면역력의 강약을 결정짓는 중요한 인자가 장내 미생물이다. 따라서 자율치료법은 장내 미생물의 조화로운 상황을 조성해 체내 면역력을 높이고, 나아가 건강 증진에 크게 기여토록 하는 것을 또 하나의 목표로 한다.

장내 미생물은 4천~1만 종 존재하는 것으로 알려져 있다. 한 사람에게 있는 장내 미생물은 약 100조 개에 이르며, 이를 무게로 환산하면 1kg에 달한다고 한다. 이들은 인체 세포의 중요한 동반자로서 서로 긴밀하게 신호와 자극을 주고받으며 인간 활동을 뒷받침한다. 이들은 장관 내부에서 유익균, 중간균 및 유해균 형태로 존재하며 나름대로 하나의 독특한 생태계를 구성하고 있다.

유익균은 숙주인 인간의 건강에 도움을 주는 살아 있는 미생물이다. 프로바이오틱스로도 불리는 이 균은 장내 보호막 형성과 산도 조절, 인체 면역 조절, 항균 물질 생산, 병원체 침입 방어, 체내 영양분 이용을 비롯한 신진대사 촉진 등의 긍정적 역할을 한다. 유전자 발현을 조절해, 비정상적 유전자의 스위치가 켜지지 않게 함으로써 질병 발생을 원천적으로 막기도 한다. 따라서 유익균이 우세한 장내 미생물군(群)은 건강한 신체를 만드는 디딤돌이 된다.

반대로 유해균이 우세한 장관은 인체를 각종 질병의 포로가 되게 만든다. 유해균의 우점(優占) 상태는 악취 나는 방귀, 가스로 인한 복부 팽만, 변비나 설사 같은 비정상적인 변, 소화가 잘 안 되는 증상 등으로 확인할 수 있다.

유해균이 우세한 상태이면 체내에서 염증이 증가하고, 이런 염증이 혈관을 타고 몸 속 곳곳에 퍼져 각종 질병을 야기한다. 즉, 만성비염, 장염, 만성관절염, 우울증, 지방간, 심장질환, 당뇨병, 비만, 동맥경화증, 알레르기질환, 각종 암, 주의력결핍 과잉행동장애(ADHD), 치매 등을 유발해 전신을 혼란스럽게 만든다.

유해균은 잘못된 식습관과 스트레스 등이 발생을 촉진한다. 서구식 식생활이 보편화돼 가공식품 섭취량이 증가하고 신선한 채소, 과일과 곡식 위주의 식단이 소외되는 현실이 유해균이 우세한 신체 환경을 만들 수 있다. 항생제 오남용, 지나친 음주와 흡연 등도 장내 미생물 다양성을 훼손해 미생물 생태계에 부정적 영향을 미친다.

스트레스도 장 점막을 파괴해 장내 미생물 불균형을 초래하며, 중요한 신경전달물질과 호르몬 균형을 방해해 각종 난치병과 만성 질환에 노출되게 한다. 따라서 잘못된 생활습관을 바로잡고 스트레스를 적절히 다스려, 염증이 물러가고 면역력이 증강된 신체를 가꾸는 노력이 현대인에게 요구된다.

자율치료야말로 이같은 목표에 접근할 수 있는 매우 효율적인 수단이라고 할 수 있다. 전신진동 등을 일으켜 신체를 누에고치처럼 감싸고, 그 안에서 육체가 최고의 평안함과 행복감과 희열을 느낄 수 있게 한다면 소기의 목적을 달성한 것이 된다.

자율치료 과정에서 장관이 자리한 하복부에 온감, 중감, 진동 등의 치료 반응을 녹록히 일으켜 진지하게 적용하는 수행을 습관화하면, 유익균이 힘을 얻어 세력을 확장하고 유해균은 상대적으로 입지가 좁아져 면역력이 증강된 신체로 거듭날 수 있다.

값비싼 건강식품이나 보약을 먹지 않고도 건강한 육체를 실현할 수 있는 이런 방법을 마다할 이유는 없을 것이다.

● 오장육부의 안정

위와 같은 장관의 기능 증진과 함께 오장육부의 다른 장기들도 제위치에서 본래 역할을 충실히 수행하도록 자율치료로 뒷받침하는 일이 중요하다.

① **간** : 탄수화물, 지방, 단백질 대사와 아미노산, 담즙산, 호르몬 대사, 해독 및 살균 작용 등 인체의 운행에 필수적인 여러 기능을 수행한다. 이들 중 어느 하나라도 제대로 기능하지 못한다면 인체가 활력을 잃거나 질병의 늪에 빠져든다.

② **쓸개** : 간에서 분비한 쓸개즙을 저장하는 주머니로, 쓸개즙은 소화효소를 지니고 있으며 주로 지방의 소화를 돕는 역할을 한다.

③ **콩팥** : 등판 가까이 두 개가 붙어 노폐물을 내보내고 우리 몸의 항상성을 유지하는 역할을 한다. 콩팥이 사구체 병변 등으로 노폐물을 잘 걸러내지 못하면 몸이 붓는 등 전신에 이상 신호가 나타날 수 있다.

④ **방광** : 물주머니처럼 생겨 소변의 저장과 배출을 담당하는데, 기능에 장애가 생기면 다양한 방광 질환으로 고생하게 된다.

⑤ **위장** : 우리가 섭취한 음식물을 잠시 저장하고, 이를 연동 운동을 통해 잘게 만들어 소장으로 내려 보내며, 살균 작용도 한다. 이 기능에 혼란이 발생하면 위궤양 등 다양한 질환에 노출된다.

⑥ **소장** : 소화관으로서 소화운동을 하며 영양소를 흡수하는 중요한 기능을 한다. 위장관이 약해 소장의 이런 기능이 제대로 수행되지 못하면 신체가 전반적으로 힘을 잃는다.

⑦ **심장** : 인체의 펌프와 같아 끊임없이 혈액을 받아들이고 내보내는 등 순환계의 중추 역할을 한다. 이 기관의 기능에 문제가 발생하면 심근경색증 등 무서운 질병에 걸려 매우 힘든 상황에 봉착할 수 있다.

⑧ **폐** : 들숨을 통해 산소를 흡입하고 날숨을 통해 이산화탄소를 배출해 인체의 생명 현상을 유지한다. 폐 기능이 약화해 발생하는 다양

한 질환들은 무거운 장애물이 돼 때로 평생동안 따라다닌다.

⑨ **삼초(三焦)** : 기와 혈액의 순환을 촉진하고, 음식물을 소화시켜 영양물질을 온몸에 운반하며, 진액과 수분이 잘 흐르게 해 유기체가 잘 순항하도록 돕는다. 오장육부의 각 장기 계통은 모두 삼초의 영향을 받는다. 삼초의 기능이 비정상적일 때 오장육부도 정상적 운행을 하지 못한다.

이상과 같은 오장육부의 기능 장애와 그로 인한 수많은 질병을 치료, 예방하기 위해 자율치료법이 커버할 수 있는 영역은 매우 넓고 심오하다.

오장육부를 다스려 건강한 신체로 거듭나기 위해 전신을 대상으로 자율치료를 진행하다가 각각의 장기를 따라다니며 건강 상태를 점검할 필요가 있다.

건전한 장기에서는 자율치료 반응이 거의 일어나지 않으므로 특별히 신경 쓸 것 없다. 문제는 질병이 침노한 장기다.

이 건강법에 익숙해지면 질병에 사로잡힌 장기에서 자율치료 반응이 자동으로 일어난다. 그런 상황을 잘 살펴 치료 반응을 극대화하고 그 힘으로 병증에 대처하는 과정을 반복하면 장기들의 기능이 조화를 회복해 우리 몸이 활력 넘치는 유기 생명체로 거듭나게 된다.

자율치료 실천가의 하루

자율치료 습관이 몸에 밴 사람의 하루 수련 모습은 대충 이렇다.

새벽에 잠에서 깨어나면 흐릿하게 돌아온 의식으로 온몸의 상태를 점검한다. 어딘가에 불편한 느낌이나 통증이 걸려 있을 때 거기로 다가가 자율치료 반응을 유도, 포충망으로 감싸듯 하고 이들을 잘 달래어 몸밖으로 밀어낸다. 여러 군데에 문제가 있을 경우 이들 부위를 오가며 대응해 소기의 목적을 달성한다.

일반적으로는 몽롱한 의식으로 머릿속을 더듬는다. 이때 뇌의 감각이 평온하고 안정된 상태에서 원시뇌(생명뇌)가 부스스 깨어난다. 신선한 기운이 머리에 모이는 것 같다. 어떤 안개 같은 현상이 밀밀하게 드리운 느낌이기도 하다. 머리끝이 다소 쭈뼛해지는 기분이 되기도 한다.

이런 상태에서 차분하게 평정된 마음으로 머릿속을 한 바퀴 휘젓는다. 그러면 뇌 근육이 시원해진다. 혹은 뇌 근육이 호흡이라도 하듯 저절로 꼼지락거리기도 하고, 묵직해지기도 한다.

뇌 근육은 인간의 마음대로 움직일 수 없는 불수의근으로 알려져 있지만, 이렇게 자율치료를 고도화하면 움직이는 것이 불가능하지만도 않다. 이런 과정을 거치면 뇌 안의 노폐물이 배출되고 신선한 혈액이 활발히 공급돼 두뇌 건강이 증진된다.

다음으로 의식을 눈에 접목시켜 비슷한 작업을 한다. 왼쪽 눈에서 오른쪽 눈으로, 다시 오른쪽 눈에서 왼쪽 눈으로 오가며 작업하면 안구 역시 시원하고 부드러워진다. 유사한 방법을 귓속과 구강, 비강 등의 안쪽에도 적용해 치료 효과를 거둔다. 건강하면 치료 반응이 약하게 올라오지만, 질병이 있는 경우 그 반응이 뚜렷하게 올라온다.

이어서 턱관절과 뒤통수, 목, 어깨 안팎에도 치료 반응을 일으켜 효과를 도모한다. 평소 목이나 어깨, 뒤통수 등이 뭉치거나 뻐근한 느낌이었다면 그 자리가 부들부들하게 풀린다.

그런 뒤 역시 이완된 의식으로 척추를 따라 오르내리며 자율치료 반응을 일으킨다. 척추 어딘가에 문제가 있을 경우 그 자리에서 묵직하거나 뜨뜻한 반응이 올라온다. 이런 반응을 바탕으로 문제 부위를 진드근히 위무해주고, 척추를 시원하게 스트레칭한다. 그러다가 의식의 초점을 더 아래로 향하게 한다. 그 과정에서 허리가 무지근해지고, 항문이 자동으로 조여졌다 풀리기도 하며, 전립선 부위가 뜨거워지기도 한다.

같은 치료 작업을 복부와 가슴 및 사지로 옮겨 다니며 지속한다. 어느 장기에 질병이 있을 경우 자율치료 기능은 그 부위에서 극대화된다. 별다른 문제가 없는 다른 장기들도 자율치료의 영향으로 기능이 충실해진다.

또 오른쪽 손가락에 의식을 갖다 붙이면 손가락부터 어깨에 이르는 부위가 자동으로 움직여 뼈가 스트레칭되는 상황이 된다. 오른쪽 다리에 의식을 모아 엉덩이관절부터 무릎, 발목으로 내려가면 그 다리 전체에 진동이 일어나며 찌릿찌릿한 느낌이 스친다. 다른 팔다리에서도 유사한 효과가 나타난다. 물론 신체가 건강한 경우 반응이 약하며 단지 잔잔한 느낌이 기분 좋게 감싼다.

자율치료 실천에 꼭 정해진 공식은 없다. 반드시 머리에서부터 시작해야 하는 것도 아니다. 허리가 불편한 사람은 요추 부위부터 출발해 치료 효과를 전신으로 확대한다. 항상 등판이나 목이 굳어지는 사람은 그런 문제 부위부터 일을 시작하게 된다. 자율치료는 자연 발생적인 치료이므로 저절로 그런 방향으로 치료가 진행된다.

자율치료를 실천하다 보면 의도하지 않았는데도 한 부위에서 작업이 시작돼 폭발적으로 진행되는 경우가 종종 있다. 이럴 경우는 그 상황을 방임해 치료 효과가 극대화되는 것을 즐긴다.

이상과 같은 방식으로 새벽 잠자리에서 신체를 한바탕 다스리고 나면 호르몬과 신경전달물질의 분비 및 수용이 균형을 이루고, 혈액이 활발히 돌아 산소와 영양소가 제대로 공급되며, 오장육부가 모두 정상적으로 기능하고, 장내 미생물 생태계가 조화를 이룬다. 인대와 근육과 관절이 매끈하고 유연해져 몸이 깃털처럼 가벼워지며, 건강한 하루가 열린다.

자율치료 실천가는 굳이 잠자리가 아니더라도 조용한 장소에서 편안한 의자에 허리를 펴고 앉아 비슷한 방식으로 하루 한두 번씩 자율치료를 실천해 일상적으로 조화로운 신체를 유지한다.

이 치료법의 절정

　자율치료의 압권은 환희심 체험이다. 이 치료가 절정에 도달했을 때는 말로 형용하기 어려운 기쁨과 행복감이 몸에서 분출한다. 사람에 따라, 그리고 질병과 증상에 따라 나타나는 양상이 다르지만, 대략 다음의 현상들과 함께 환희심이 용솟음친다.

　－ 매우 행복한 느낌을 동반한 진동 현상이 머리부터 몸통을 거쳐 발끝까지 잔잔한 물결처럼 오르내린다.

　－ 진동 모드의 스마트폰이 울릴 때처럼 육중한 진동 현상이 전신을 휘젓고 다닌다. 진동이 거쳐 가는 부위마다 치유의 진척으로 인한 기분 좋은 느낌이 감돈다.

– 중추신경을 따라 묵직한 기운이 행복감을 동반해 오르내리며 이 기운이 병약한 부위로 연결돼 치유를 진척시킨다.

– 온몸의 세포가 일제히 환호작약한다. 군데군데에서 자율적인 마사지 현상이 일어나며 최상의 쾌감이 느껴진다.

– 어떤 뜨거운 기운이 신체 여기저기를 묵직한 행복감을 동반하여 관통한다.

– 사랑의 단비가 부슬부슬 내려 인생의 반전이 일어나는 듯한 카타르시스에 잠긴다.

이같은 현상은 치료가 절정에 이르렀음을 말해준다. 당사자는 만물을 양생하는 우주 대자연의 자궁 속으로 아늑하게 들어가 따뜻한 양수에 몸을 푹 담근 것 같다. 하늘의 약손이 내 영육에 깊이 들어와 구석구석을 어루만진다. 몸 안팎에 조화의 에너지가 넘친다.

이렇게 더할 나위 없는 환희심을 체험하고 자율치료를 마친 사람들은 신체에서 현격한 치료 효과나 나타난 것을 깨닫고 입가로 미소를 빼어 물게 된다. 바다 생선처럼 날렵하고, 연체동물처럼 유연하며, 정력이 넘치는 육체로 재탄생한 것이다. 젊음과 아름다움도 성큼 다가서고 얼굴에서 광채가 나, 주위 사람들이 놀라며 고개를 갸웃거리게 된다.

이 치료법의 효과

● **일반 효과**

– 스트레스 해소

이 치료법은 스트레스 해소에 많이 도움 된다. 스트레스는 만병의 근원이요, 만인의 적이다. 특히 복잡한 경쟁 사회에서 살아가는 현대인에게는 피하기 어려운 대상이다.

스트레스는 신체의 약한 부위를 먼저 가해하는 성향이 있다. 소화기관이 약한 사람에게는 흔히 위염, 위·십이지장궤양 등을 초래하며 심할 경우 위천공도 일으켜 위험에 빠트린다. 소장과 대장의 영양소 및 수분 흡수 기능을 떨어뜨려 전신의 힘을 빼놓기도 한다.

간 기능이 약한 이는 간의 해독 기능을 약화시켜 전신에 염증이 돌게 하며, 이로 인해 연쇄적으로 여러 가지 질병이 야기된다. 콩팥 기능이 약하면 스트레스로 사구체의 여과 기능이 떨어져 노폐물 배출 기능이 장애를 입는다. 심장 기능이 약하면 관상동맥 손상으로 심근경색증 등 무서운 질환을 일으키기 쉽다. 스트레스는 이 외에도 각종 정신신경계 질환, 자가면역질환, 난치성 피부질환 등의 원인이 되며, 생식 기능을 약화시키고, 돌연변이 유전자의 스위치가 쉽게 켜져 유전성질환의 덫에 걸리게도 만든다.

사람들은 스트레스를 풀기 위해 여러 가지 운동을 하고, 취미 생활을 하며, 휴식도 취한다. 자율치료법은 일반적인 휴식 개념을 뛰어넘어 심신 이완을 능동적으로 깊이 있게 하는 것이므로 스트레스 해소에 탁월한 효능을 발휘한다. 더욱이 이 치료법은 진동 등의 치료 반응을 일으켜 질병을 다스리므로 스트레스로 손상된 조직을 복구하는 데도 기여하게 된다.

– 피로 회복

정신적, 육체적으로 피로감이 뭉쳐 있을 때 자율치료법이 이를 해소하는 약이 될 수 있다. 피로 엉킨 부위로 다가가 이완과 온감, 중감, 진동 등의 반응을 일으키면 피로감이 스멀스멀 빠져 나가는 것을 느낄 수 있다. 온감으로 녹이거나, 중감으로 진드근히 밀어내거나, 진동의 힘으로 흩어버리면 된다.

팔다리의 단순 피로뿐 아니라 두경부와 어깨, 척추 등에 골 깊이 피로가 중첩됐을 때도 이 치료법이 많은 도움이 된다. 혹은 전신이 피로

감에 절어 흐느적거릴 때나, 심한 피로가 영혼까지 갉아먹는 것처럼 신체를 힘들게 할 때도 이 방법이 좋다

집에서든, 사무실에서든, 혹은 공원에서든 조용한 곳에서 자율치료에 푹 젖어 들면 된다. 자율치료는 대지를 밝게 비추는 태양빛처럼 몸 구석구석에 치유 에너지를 밀어 넣고 부정의 에너지를 밀어내 상쾌한 신체로 가꿔 준다.

● 치료 효과

– 혈행 개선

이 치료법의 대표적인 치료 효과이다. 이 치료법을 신체에 적용하는 동안 종종 혈액이 휙휙 도는 것을 몸으로 느낄 수 있다.

많은 질병의 상당수가 혈액 순환 장애와 관련 있다. 혈액은 영양소와 산소를 세포에 실어 나르고, 백혈구를 통해 병원균에 저항하며, 호르몬과 줄기세포의 신체 재건 작업에도 협조한다. 노폐물을 내보내는 기능도 한다. 이러한 혈액의 역할 덕분에 신체는 건강을 유지한다. 그러므로 혈액이 선순환하지 못하면 우리 몸은 각종 질병의 위험에 처할 수밖에 없다.

심신 이완을 깊이 있게 해주면 전신의 근육이 이완되고 특히 혈관을 둘러싼 평활근이 느슨하게 풀린다. 이렇게 되면 혈관의 지름이 넓어져 그 혈관을 통과하는 혈액의 양이 증가하게 된다. 자연히 허혈성 심장질환, 허혈성대장질환 등 혈액 공급이 원활치 않아 발생하는 각

종 질환의 증세가 약화하거나 치료되기도 하며, 몸이 따스해져 신체 활력이 증진된다.

– 호르몬 & 신경전달물질 균형 달성

체내 호르몬은 인체를 실질적으로 지배하는 화학물질이다. 이런 호르몬의 분비와 수용체 수용이 원활치 못해 그 균형이 깨지면 인체는 갖가지 질병에 시달린다.

이 치료법은 뇌하수체를 비롯해 호르몬의 분비와 수용에 관여하는 인체의 내분비샘을 적절히 자극해 호르몬 불균형으로 인한 질병을 치료하거나 예방할 수 있다. 평소 뇌하수체가 자리 잡은 뇌의 깊은 부위와 함께 시상하부, 갑상선, 흉선, 췌장, 부신, 생식기 등으로 따라 내려가며 마음으로 적절히 위무해주면 진동 등의 치료 반응들이 등장해 치료 효과가 거양된다.

신경전달물질도 호르몬 못지않게 인체 활동에서 중요한 역할을 한다. 이 치료법은 신경전달물질 불균형으로 인한 다양한 질병을 예방, 치료하는 데 기여한다. 중추신경을 대상으로 묵직한 느낌이나 진동을 길어 올려 전신의 말초신경으로 보내는 작업을 생활화함으로써 질병들을 예방하거나 치료할 수 있다.

– 염증 & 활성산소 배출

이 치료법은 염증과 활성산소를 배출해 우리 몸이 고질병으로부터 벗어날 수 있게 도와준다.

염증은 일단 발생하면 혈관을 타고 몸 곳곳으로 퍼져 갖가지 질병을 야기한다. 염증도 스트레스처럼 몸의 약한 부위부터 만성적으로 침윤하는 경향이 있다. 호흡기가 약하면 중증 천식, 만성 비염, 폐결절 형태로, 관절이 약하면 만성관절염으로, 장이 약하면 만성대장질환 등으로 전환한다. 염증이 이렇게 만성화하면 육체를 무너뜨리는 치명적인 작용을 하게 된다.

무엇보다 체내 독소 제거 역할을 하는 간의 기능을 증진하고, 대장의 미생물 생태계를 정상화하며, 스트레스를 차단하는 것이 염증을 막거나 없애는 지름길이다. 자율치료법을 적용해 스트레스를 밀어내고 복부를 정성껏 다스림으로써 이같은 목표를 달성할 수 있다.

활성산소가 생긴다는 것은 신체의 신진대사 기능이 떨어졌다는 것과 같다. 연료가 불완전 연소되면 자동차에서 검은 배기가스가 나오고, 집 굴뚝에서는 검은 연기가 피어오른다. 마찬가지로 신체의 대사 기능이 떨어지면 활성산소가 많이 발생해 육체를 해친다. 자율치료법을 깊이 있게 실천함으로써 신체에 오랫동안 박혀 있던 활성산소를 썩은 트림이나 방귀 등의 형태로 배출시키고, 자연살상(NK)세포를 늘리며, 면역력을 높일 수 있다.

ㅡ 통증 완화

통증은 신체의 아우성이다. 살려달라는 그 무언의 외침을 무시했다가는 몸이 질병의 함정에 빠지게 된다.

통증은 이미 병증이 상당히 침범했다는 객관적 신호일 수도 있다. 통증이 발현된 경우 그 부위에 만성염증이 고여 있을 수 있고, 이미 조직이 파괴돼 일정 부분 기능을 상실했을 수도 있다. 자율치료법은 이런 통증과 그 이면의 신체 문제들을 해결하는 기능이 탁월하다.

통증 감도는 부위와 그 주변 부위 및 신체 이곳저곳의 연관 부위에 온감, 중감, 진동 등을 일으켜 위무함으로써 통증의 기세를 약화시킬 수 있다. 전신 진동을 일으켜 그 에너지로 신체 안팎을 누에고치처럼 감싸고, 조직 구석구석을 찜질하듯 어루만져 주면 통증이 스멀스멀 빠져 나간다. 따스한 느낌을 꼬물꼬물 일으키거나 묵직한 기운을 길어 올려 대응해도 통증은 잘 밀려나간다.

이같은 자율치료 과정에서 관절을 적절히 꺾어 주거나, 목과 어깨를 풀어주거나, 전신을 스트레칭하는 작업을 병행하면 치료 반응들이 신체 구석구석으로 스며들어 통증 완화 효과를 더욱 높인다. 통증을 다스리다 보면 그 저변의 손상된 신체 부위도 점차 치료된다.

– 강직 & 경색 증상 해소

신체가 때로 강직되는 주요 원인은 긴장감이다. 스트레스 등으로 오래 긴장하면 우선 간이 부정적 영향을 입고, 그런 간의 지배 영역인 근육이 염증 증가와 혈액순환 방해 등으로 굳어진다. 긴장감은 내분비계의 기능에 교란을 일으켜 정상적인 호르몬의 분비와 수용에도 좋지 않은 영향을 미치고, 이로 인해 신체가 유연성을 상실한다.

시간이 흐르면서 강직 현상이 고착화해 신체 여기저기가 막히거나 뭉치며, 근육이 뒤틀리고, 척추, 관절과 목, 등판 등이 굳어지기도 한다. 장기도 강직된다. 상황이 더 악화하면 파킨슨병, 루게릭병, 강직성 척추염 등으로 심한 고통 속에 내몰린다.

경색 역시 혈액이 잘 공급되지 않는 것이 원인인데, 이로 인해 관련 조직이 괴사한다. 심근경색은 심장 근육, 뇌경색은 뇌 근육, 폐경색은 허파에 괴사가 진행된 경우이다. 일단 괴사가 진행되면 현대의학으로는 이를 되살릴 방법이 없다.

이렇게 무서운 강직 및 경직 증상을 효과적으로 완화할 수 있는 것이 자율치료법이다.

이 치료법에서 강조되는 심신 이완만 충분히 달성해도 신체가 흐물흐물 풀리며 긴장감이 사라진다. 이렇게 근육이 이완되면 근육에 둘러싸여 있던 혈관의 넓이가 확장돼 혈액이 왕성하게 돌고, 이같은 혈관 변화가 근육 이완을 더욱 촉진한다.

신체 이완은 내분비샘의 기능을 원활히 해 각종 호르몬의 분비 및 수용을 정상화하고, 역시 이로 인해 강직 현상이 약화된다.

혈액 공급이 활발해지면 경색됐던 심장, 뇌, 허파 등에 혈액이 충분히 들어가고 줄기세포의 증식 및 새로운 세포로의 분화가 촉진돼 괴사한 세포를 대체하게 된다. 이러한 치료법을 반복하다 보면 신체의 강직, 경직 딜레마에서 벗어날 수 있다.

– 석회화 & 골화 증상 완화

강직보다 더 심각한 것이 신체의 석회화 및 골화(骨化) 증상이다.

혈액순환 정체로 염증이 만성화하거나 호르몬 불균형 상태가 오래 가면 신체 일정 부위에 마치 석회라도 바른 듯 딱딱한 덩어리가 형성되며, 인대가 뼈처럼 딱딱해진다. 이것이 석회화 현상과 골화 증상이다. 어깨 부위의 석회화건염이나 심장의 대동맥판막증 등이 석회화 증상의 대표적 케이스이며, 척수를 탄력 있게 보호하지 못하는 후종인대골화증은 골화 현상을 대표한다고 할 수 있다. 이외에도 폐결절 등의 각종 결절 덩어리와 결석 등도 이와 유사한 부류로 분류할 수 있다.

이들 증상은 매우 심각한 결과로 이어져 병원에서는 부득이 수술이나 시술 등으로 치료하곤 한다. 자율치료법에서는 심신 이완을 통해 깊은 내면으로 들어가 혈액과 호르몬 순환을 정상화하고 신경전달물질의 작용도 활발히 해 석회화, 골화 부위가 정상 조직으로 복귀되게 할 수 있다. 특히 피가 잘 돌면 악성 염증 물질이 오랫동안 쌓여 고착화한 석회화 덩어리가 녹아 없어진다. 인대 등의 골화 부위는 호르몬 공급 활성화 등으로 유연성을 되찾는다. 물론 완전히 치료되기까지는 상당한 시간이 걸린다. 괴사한 조직이 모두 재생돼야 하기 때문이다.

- 바른 체형 복구

이 치료법으로 굽은 허리를 펴고 휜 척추를 일정 부분 바로잡을 수 있다고 말하면 황당하다는 반응이 뒤따른다. 어깨가 동그스름하게 말린 체형이나 거북목 형태의 경추를 교정할 수 있다고 얘기해도 잘 믿지 않는다. 첨단 의료장비를 동원한 숙련된 기술로도 해결이 간단치 않은데, 마음의 작용만으로 그게 가능하겠느냐는 것이다.

그러나 자율치료의 세계에서 굴곡진 체형의 정상화가 상당 부분 가능하다는 것은 이미 동서양에서 경험으로 입증됐다. 물론 퇴행성변화가 심해 허리가 기역 자로 꺾인 노인의 체형까지 정상으로 돌려놓기는 힘들겠지만, 체력이 어느 정도 뒷받침되는 사람이라면 잘못된 자세 등으로 생겨난 신체의 파행을 바로잡는 일이 불가능하지만은 않다.

체형 복구의 성적은 당사자의 노력과 정성에 정비례한다. 무엇보다 자율치료법을 잘 익히고, 그런 바탕 위에서 깊은 내면으로 들어가 중 감이나 진동 현상 등을 길어 올려야 한다. 체형이 심하게 변형돼 통증 까지 수반되는 환자라면 이때 몸 안에서 매우 묵직한 기운이나 맹렬 한 기세의 진동이 올라올 수 있다. 그러한 치료 반응들을 앞세워 그 힘 으로 굴절된 신체를 바로잡으면 된다.

즉, 굽은 허리나 휜 척추를 스트레칭 자세로 적절히 펴주며 치료 반 응들을 밀밀하게 접목시키면 병반 부위에서 아린 느낌이 등장하며 치 료가 진행된다. 어깨가 앞으로 굽은 체형은 가슴이 꺾이는 현상이, 거 북목증후군은 경추에 강한 진동과 함께 역시 아린 느낌이 감돌 수 있 다. 이같은 아린 느낌은 변형된 신체가 정상화되는 과정에서 상처가 치료될 때 다가오는 현상이다. 이런 느낌을 견뎌내며 일정 기간 같은 작업을 지속하면 굴절된 신체가 시나브로 곧아지며 점점 정상을 향해 나아가게 된다. 이는 카이로프랙틱 못지않은 효과를 가져다준다.

– 원인 불명 증상 개선

현대의학이 고도로 발달했지만 아직 정복하지 못한 질병들이 상당 히 많다. 각종 자가면역질환, 유전성질환, 만성질환, 난치병 등이 인류 를 괴롭힌다.

병원에서는 각종 과학적 검사와 약 처방 등으로 환자를 대하지만 환자는 치료 받을수록 건강이 더 미궁에 빠지는 느낌을 받기도 한다. 어떤 방법을 써도 신체는 늪에 빠진 듯 맥을 못 추고, 경직돼 거동이 불편하며, 어딘가 구멍이 숭숭 뚫린 것처럼 맛이 간 상태가 된다.

이처럼 타율적 방법으로 백약이 무효일 때는 오히려 모든 것을 놓아버릴 때 신선한 방법이 다가올 수 있다. 자기 자신을 하늘에 맡기고 겸허하게 물러나 있으면 어느 틈에 몸에서 우주 대자연의 치료가 시작된다. 조화로운 우주와의 합일이야말로 부조화스런 몸 치료에 대한 적절한 해답이다. 병원에서도 속수무책이던 증상들이 어렵지 않게 빠져 나갈 수 있다. 실제 자율치료의 세계에서는 이런 일들이 종종 일어난다. 사람들은 기적이라고 말하지만, 지극히 자연 발생적인 결과일 뿐이다.

● 항노화·회춘 & 미용 효과

– 항노화·회춘 효과

이 치료법으로 항노화(抗老化) 및 회춘(回春) 효과를 기대할 수 있다.

인체는 20대에 생화학적 기능이 절정에 달하지만 그후 모든 세포가 약해지기 시작한다. 40~50대에는 장기 기능이 약화하며, 피부가 늙기 시작한다. 60대에 들어서서는 면역력이 낮아져 각종 질병의 위험에 노출된다.

자율치료는 체내 줄기세포의 증식과 분화 촉진으로 신생 세포가 기능이 다한 세포를 활발히 대체할 수 있도록 돕는다. 또 호르몬과 신경전달물질의 분비 및 전달을 정상화하고 장내 미생물의 생태계 안정에 기여해 신체 활력을 증진한다. 그러므로 이 치료법을 일상화하면 신체 노화를 막거나 늦추는 일이 가능하며, 경우에 따라 젊음이 돌아오게 할 수도 있다. 세포가 날마다 신생을 거듭하므로 세월이 일정 부분 거꾸로 흐르지 않을 수 없다.

주목할 점은 만성질환자나 난치병 환자가 이 치료법 실천으로 오랜 질병의 고통에서 벗어나면 종종 세월이 10~20년 되돌아간 듯한 모습을 보인다는 사실이다. 이 치료법을 능숙하게 구사하는 사람은 그렇지 못한 사람과 비교해 같은 나이임에도 한 세대 이상 차이 나 보이는 경우도 있다. 심지어 동년배의 부인이 모친으로 보이고, 아들·딸이 동생들로 착각되기도 하니 이 치료법의 위력을 가늠할 만하다.

오늘날 항노화 의학에서는 노화의 원인으로 몸속 활성산소 증가, 호르몬 분비 감소, 노폐물 축적, 유전자 장애 등을 꼽는다. 이에 따라 항산화요법, 호르몬 보충 요법, 면역 강화 요법 등을 시도하고 있다. 자율치료법은 이런 효과들이 아무런 비용을 들이지 않고도 체내에서 자연 발생적으로 나타나게 하는 장점이 있다.

또 현대의학은 생명공학 기술 등을 앞세워 작은 동물을 대상으로 항노화 실험에 성공했지만, 발암 가능성 등이 우려돼 인체에 제대로 적용하지 못하는 한계를 드러내고 있다. 이와 함께 현대의학은 다양한 약제로 정력을 증진하는 방법을 찾아냈으나 자율치료법은 혈액·호르몬 등이 원활히 돌고 전신이 조화와 균형을 회복토록 해 정력제 못지않은 신체 기능 개선 및 회춘 효과를 가져다준다. 내면에 잠들어 있던 기능을 일깨워 천연 항노화제 및 회춘 약제로 활용할 수 있다는 점이 신선하다.

그렇다고 해서 자율치료법이 인간을 불멸에 이르게 할 수 있다는 얘기는 아니다. 노화를 최대한 늦추고 신체를 다른 사람들보다 젊게 가꿔줄 수 있다는 말이다.

- 미용 효과

깊은 자율치료 실천 후 현실로 돌아온 사람의 얼굴이 훤하게 피어나는 것은 이 치료법의 세계에서 흔히 대할 수 있는 풍경이다. 마치 귀태 나는 백목련이나 복스럽게 피어난 연꽃처럼 벙그러진 얼굴에 생기가 가득 차올라, 자율치료 실행 전의 다소 일그러져 있던 그것과 좋은 대조를 보인다.

이처럼 자율치료법을 제대로 적용하면 몸 안에서 미용 증진 효과가 올라와 관상마저 긍정적으로 바꿔 놓는다. 혈행이 원활해지고, 그 덕분에 호르몬과 산소와 영양소가 세포에 잘 공급되며, 백혈구 등의 활동이 증가하게 되는데, 이로 인해 신체 활력이 높아지고 그 결과가 맑고 화사한 얼굴 및 피부로 드러나게 되는 것이다.

자율치료법은 안에서 밖으로 하는 천연화장법과 마찬가지다. 오늘날 모든 화장이 이런저런 화장품을 얼굴 표면 등 피부에 바르는 방식으로 행해지는데, 자율치료법은 이와 정반대다. 이 치료법은 또 고급 화장품이든 저급 화장품이든 물질을 기반으로 하는 기존 화장품과 달리 내면에서 자연 발생적으로 분출되는 혈액과 호르몬, 신경전달물질 등을 활용해 미용을 증진시킨다는 점이 차이 난다.

성형외과와 피부과는 환자의 질병 치료보다는 미용 증진을 위한 각종 시술, 수술 등으로 돈을 버는 데 혈안이 돼 있다. 고객들은 큰돈을 지불하고라도 더 아름다워지려고 야단이다. 아름다움이야말로 또 다른 권력이고 자긍심이기 때문이다. 그런데 이런 아름다움을 돈 들일 필요 없이 일상적으로 얻을 수 있는 방법이 있어도 사람들이 관심을 갖지 않아 안타깝다.

자율치료법은 병원에서도 원인을 모르는 난치성 피부질환 치료에 효과를 보여 환자들을 놀라게 하는 경우들도 있다. 기능이 이럴진대 하물며 피부 미용을 증진하는 일 정도는 여반장이라 해도 과언이 아니다. 이제부터는 이름난 미용 시술 병원이나 고급 화장품에 목맬 일이 아니라, 내부에서 변화를 일으켜 피부로 밀고 나오는 이같은 새로운 미용법을 구사할 일이다.

질병 치료 가능 기간

　한두 번의 자율치료법 실천만으로도 고칠 수 있는 질병은 의외로 많다. 자율치료법을 고급 단계까지 연마한 사람은 한바탕의 깊은 전신진동만으로도 질병을 치료할 수 있다. 따라서 치료에 들어가는 시간은 상당히 짧을 수도 있다.

　일례로 허혈성장염은 전신진동과 함께 하복부에 부분진동을 한바탕 묵직하게 일으켜 운용하면 치료된다. 하복부에 혈액이 휙휙 공급되면서, 혈액 부족으로 무너져 있던 대장의 미생물 생태계가 정상으로 복구돼 질병이 물러가게 된다. 여러 해 괴롭히던 중증 이명도 눌려 있던 청각신경이나 막혀 있던 혈관이 이 치료법으로 정상화하면 언제 그랬느냐는 듯 사라진다. 물론 이 치료법을 제대로 연마하기까지 상당한 시일이 걸릴 수 있으므로 치료를 이루기까지 일정한 시간이 걸리는 것만큼은 부인할 수 없다.

● 난치병

일반적으로 난치병은 이 치료법을 일정 기간 지속적으로 적용해 지극정성으로 운용해주어야 증상을 완화하거나 치료할 수 있다. 질병의 경중이나 환자의 치료 의지 여하, 치료법에 대한 숙련도 등에 따라 치료 기간에 차이가 날 수 있다.

● 퇴행성 질환

거의 매일같이 이 치료법을 실천할 필요가 있다. 왜냐하면 몇 차례의 치료법 적용으로 효과를 봤다 하더라도 세월의 흐름과 함께 증상이 다시 고개를 들 수 있기 때문이다. 유기체인 인체는 붕괴를 전제로 이 세상에 나왔다. 더 무너지지 않도록, 혹은 붕괴를 지연시키기 위해 날마다 성의껏 생체를 복원하는 자세가 중요하다.

● 유전성 질환

질병을 유발하는 유전자의 활성도를 낮출 수 있어 이 치료법이 유효하다. 유전성 질환 역시 퇴행성 질환처럼 평생 관리해 줘야 한다. 건강을 위해 운동을 생활화하듯 일상적으로 관리해주면, 정상인에 버금가는 건강한 삶을 영위할 수 있다.

부작용 & 특이 사항

　자율치료를 실행하다 보면 부작용 등 정상적이지 않거나 특수한 현상들이 발생할 수 있다. 그러나 이들은 신체 건강을 훼손할 정도로 심각하지는 않으며, 적절히 대처하면 모두 해결 가능한 것들이다. 이들 현상 중에는 사안에 따라 질병 치료에 도움 되는 것들도 있으므로 그다지 크게 걱정할 필요는 없다.

● 너무 강한 반응

　사람에 따라서는 자율치료 반응이 지나치게 강하게 나타나기도 한다. 어깨나 목, 상체 등이 심하게 꺾이거나, 다리나 허리에 격심한 통증이 오는 경우, 혹은 휴대폰 진동 같은 것이 지속돼 잠을 잘 이룰 수 없는 경우 등 양상이 다양하다.

이런 반응이 치료에 긍정적 역할을 하는 느낌이고 받아낼 만하다는 판단이 들 때는 계속 그 흐름에 심신을 내맡기면 된다. 반대로 너무 숨이 차고 육체가 강한 반응에 치이는 느낌일 때는 반응을 약화하거나 반응 유도를 잠시 중단하는 등의 조치가 필요하다.

결론적으로 주의 집중의 강약을 적절히 조절해가면서 대응해야 자칫 부작용으로 흐를 수 있는 일을 예방할 수 있다. 강한 반응은 결국 신체가 크게 고장나 크만큼 개선할 필요도 크다는 신호이지만, 신체가 감당하기 벅차다면 자율치료를 느슨히 할 수밖에 없다. 이처럼 경우에 따라 신체 반응을 적절히 체크해 가면서 치유 목표를 향해 나아가면 된다.

● 무반응

아무리 노력해도 자율치료 반응이 생기지 않는 이들이 있다. 이에는 두 부류가 있다.

한 부류는 건강한 사람들이다. 건강한 이는 신체가 조화롭고 오장육부가 원만하게 기능하므로 별달리 치료를 필요로 하지 않는다. 그러니까 당연히 치료 반응도 보이지 않는다. 치료 반응은 신체가 부조화 상태인 환자가 자율치료에 깊이 들어갔을 때 경직이 풀리거나 혈액이 선순환하는 가운데 올라오는 현상이다. 다만 건강한 사람도 정성을 들이면 미세한 반응을 느낄 수는 있다. 이는 피로나 스트레스 등을 무마해주는 경미한 반응들이므로 건강 유지에 플러스 효과가 있다.

다른 한 부류는 자율치료를 공회전하는 이들이다. 종일 시도하는 행위를 몇 달 간 반복해도 신체 반응이 일어나지 않는 이는 마음을 온전히 내려놓지 못하는 것이 큰 원인이다. 마음이 육체를 붙들고 있지 못하도록 차단하는 노력을 더욱 경주해야 한다.

육체를 마음에서 분리해 절대자에게 맡기듯이 하면 도움 된다. 몽롱하고 희미하게 꺼진 의식을 바탕으로 내면으로 한없이 침잠해 하늘의 병상에 자신을 눕힌 것 같이 한다. 교만한 마음과 이해타산, 영리한 생각 등을 내려놓고, 은혜의 단비가 축축이 제 몸을 적시는 것 같은 자기 암시를 하는 것도 긍정적 결과를 가져올 수 있다. 모든 것을 다 놓아버리고 지극히 겸손하며 평화로운 자세로 기다릴 때 놀라운 치료 반응은 꼭 올라오게 돼 있다.

● 저절로 일어나는 반응

자율치료 반응을 유도하지 않았는데도 저절로 진동, 온감, 중감 등이 일어나는 경우도 있다. 당사자는 처음 겪는 이상한 신체 반응에 매우 당황해하기도 한다.

하지만 그럴 필요가 없다. 이는 자동 복구 기능이 내장된 신체가 질병을 고치려고 나타내는 자연 발생적 반응이기 때문이다.

우주의 작은 별인 우리 몸은 부조화 상태일 때 이를 저절로 해결하려는 자율치료가 작동되게 돼 있다. 자율치료를 유도하지 않았는데도 일이 시작되는 이는 그만큼 심신 치유 기능이 선천적으로 발달한 행운아라고 할 수 있다.

난치병 환자 가운데 이렇듯 저절로 일어나는 반응을 체험하는 이들을 더러 볼 수 있다. 그들은 진동 체험 등의 첫 경험에 놀라 정신신경과 등을 찾아가기도 한다. 그러면 의사는 엉뚱한 처방을 내리기도 해, 종종 환자와 의사가 함께 방황하기도 한다. 자율치료의 본질과 그 놀라운 세계를 경험하지 못한 이들이 내보이는 해프닝들이다.

일단 자율치료 반응이 시작됐으면 이를 이상하게 여겨 억누르지 말고 더 깊이 유도할 필요가 있다. 자율치료가 한바탕 스쳐 지나가면 치유 에너지가 넘쳐 신체가 보란 듯이 고쳐진다.

● 욕심과 집착

질병을 빨리 고치고 싶은 마음에 성급하게 행동하거나 무리를 하면 부작용이 생길 수 있다. 약화시켜야 할 교감신경의 기능이 오히려 항진되고, 부교감신경의 기능이 억제되기 때문이다.

욕심과 집착은 자율치료의 방해물이다. 자율치료를 추구하다가 집착을 하면 부드럽게 풀리던 신체가 다시 굳어지거나, 병반에 염증이 더 고이거나, 혈액순환이 방해받는 등의 일이 생긴다. 그러므로 잠깐 샛길로 빠졌던 의식을 추슬러 평안한 초심으로 돌아가야 한다. 심신을 잘 내려놓고 순수한 마음으로 돌아가 자신의 병든 신체를 넉넉한 하늘의 품에 맡겨야 한다. 교감신경의 항진을 차단하고, 그야말로 자율적으로 작동되는 치유의 세계에 흠씬 젖어들어야 한다.

● 욕설, 하품, 눈물, 방언

자율치료 과정에서 욕설을 하는 이들을 더러 볼 수 있다. 아름다운 여성이 갑자기 육두문자를 내뱉으면 주위 사람들의 눈이 휘둥그레질 수밖에 없다. 그러나 이는 이상할 것 없는 일이다. 깊은 치료 반응 중에 트라우마가 빠져 나오는 것이기 때문이다.

트라우마는 양파처럼 겹겹이 골수 깊이 박혀 있어 하나하나 벗겨내는 데 시간이 걸린다. 욕설을 할 때마다 양파 껍질이 한 꺼풀씩 벗겨지는 것이라고 보면 된다. 껍질이 다 벗겨지면 환자는 귀신이 빠져나간 것처럼 홀가분해지고, 치유가 달성된다.

어떤 사람은 하염없이 하품을 하거나 눈물을 흘리기도 한다. 이 역시 트라우마가 빠져나가는 과정에서 볼 수 있는 현상이다. 하품을 하거나 눈물을 닦는 동안 피로가 상당 부분 흩어지기도 하므로 이 역시 이상하게 볼 필요가 없다.

매우 드물지만 방언을 하는 이도 있다. 교회에서 깊은 기도 중에 방언을 하는 이들이 있는데, 자율치료 과정에서도 그처럼 방언을 한다. 이 역시 치유가 진척되고 있음을 말해주는 현상이므로 자연스럽게 받아들이면 된다.

치료 사례

● 심근경색증 등 12가지 중증질환 개선(박치선·60세)

〈질병〉

심근경색증, 석회화건염, 견갑골이상운동증, 흉추추간판탈출증, 중증천식, 폐결절, 베체트병, 난치성피부병, 발톱무좀, 사구체신염, 이명, 경도인지장애

〈증상〉

– 심근경색증으로 심근세포의 상당 부분이 사멸해 심장 기능의 80%가 중단됨. 관상동맥이 완전히 폐색돼 심정지에 가까운 혼수상태에 빠졌

다가 24시간 만에 깨어나기도 함. 대학병원에서 가슴을 절개하고 관상동맥우회수술을 받았으나 심장 기능이 전혀 나아지지 않음.

- 뒷목과 양어깨, 경추, 흉추, 견갑골 등을 중심으로 등판 위쪽이 항상 저리고 굳어지며, 혈액과 호르몬 등이 원활히 순환하지 못하는 상태. 이로 이해 그 부위에 냉증 출현.

- 오른쪽 어깨와 팔 연결 부위에 지름 2cm 정도의 석회화 덩어리 발견. 이 덩어리의 뾰족한 부위가 어깨 근육을 찔러 고통 수반.

- 오른쪽 견갑골 안쪽의 만성화된 염증으로 오른팔을 들어올리기 힘듦.

- 흉추추간판탈출증으로 인한 통증 지속.

- 중증천식이 30년 이상 따라다님. 기침할 때마다 색색거리는 소리로 일상생활이 불편하고 고통이 심함.

- 폐결절은 오른쪽 폐에 지름 1cm 정도의 고형물 형태로 존재.

- 병원에서도 원인을 모르는 난치성 피부염이 오른쪽 뒷목과 뒤통수, 그리고 오른쪽 두피에까지 끈적끈적한 진물 형태로 삐져나와 항상 불그레한 자국 형성.

- 발톱무좀은 40년간 따라다님. 항생제를 복용하면 치료되나 재발을 반복해 발톱 전체가 거뭇거뭇하게 괴사함.

- 성기 궤양이 따르는 베체트병으로 페니스 표면에 수시로 면도날로 벤듯한 상처가 발생하고 진물도 나옴.

- 사구체신염으로 여러 차례 콜라 색깔의 소변 쏟아짐.

- 이명은 오른쪽 귀에서 처음에 풀벌레 소리같이 들리더니 점차 심해져서 밤 파도나 쇳소리처럼 들림. 이로 인해 잠을 이루기 어려움.

- 기억력이 새까맣게 지워져, 주위 사람들의 이름을 기억하지 못함.

– 어깨가 앞으로 약간 동그랗게 말리고 상체가 다소 굽은 체형.

이들 증상을 해결하기 위해 병원을 수시로 드나들었으나 근본적인
치료가 되지 않아 고민과 고통의 세월을 보냄.

─〈자율치료〉────────────────────

그가 자율치료법을 익히기 시작한 것은 수년 전부터이다. 처음에는 어
깨 쪽으로 가벼운 전류가 흐르는 것 같은 온감을 느꼈다. 그 뒤로 심신 이완
에 점점 더 몰두해 신체 여기저기서 중감과 진동 반응을 유도하는 데 성공
했다.

이렇게 살려낸 온감, 중감, 진동 반응을 매일같이 간절히 기도하는 심정
으로 키워 올려 이를 바탕으로 각종 증상들을 상당 부분 밀어낼 수 있었다.

– 척수, 왼쪽 견갑골, 갈비뼈, 어깨 및 목 부위에 자율치료 반응을 묵직
  하게 길어 올려 심장에 혈액 공급량이 증가하도록 함. 이를 통해 괴사
  한 심장근육과 관상동맥의 세포가 새 세포로 대체되고 기존 세포들은
  영양분과 산소를 원활히 공급받아 심장 기능이 60%까지 살아남.
– 뇌 속에 진동 반응을 일으켜 만성염증을 밀어냄으로써 신경과 혈관을
  재생시켜 기억력 깜박거리던 증상 해소.
– 흉추 부위에 무겁고 뜨뜻한 치료 반응을 일으키고 그 에너지로 병반
  부위를 깊숙이 찜질하듯 했으며, 종내에는 그 에너지로 밀려나온 추
  간판을 밀어 넣는 데 성공.
– 경추, 흉추와 오른쪽의 어깨 및 견갑골, 그리고 폐 부위에 묵직하고

뜨뜻한 치료 반응을 일으켜 몰고 다닌 결과 한 달여에 걸쳐 탁하고 끈
적거리는 가래가 올라와 계속 뱉어냄. 그후 오른쪽 폐결절 덩어리가
사라짐.

- 같은 방법을 6개월 이상 지속한 결과 석회화건염 덩어리도 녹아 없어
  짐.
- 중증천식은 비강 안쪽과 목, 어깨, 폐 깊숙한 부위 등에 지속적으로
  자율치료 반응을 유도해 이상하고 개운치 않은 느낌의 기운들을 거둬
  냄으로써 증세를 완화할 수 있었음.

견갑골이상운동증과 사구체신염 등은 관련 신체 부위에 치료 반응을 일
으켜 치료를 시도했으나 근본 치료가 되지 않았다. 베체트병, 난치성피부
염, 발톱무좀 등도 제대로 통제되지 않았다. 해당 질병 부위에 대한 부분적
대응만으로는 원천적 치료가 어려움을 깨달았다.

그러다가 최근에 들어와 전신진동을 일으키고 이를 자유자재로 운용하
는 데 성공하면서 상황의 반전이 일어났다.

〈전신 진동〉

그는 전신 진동에 앞서서 편평한 바닥에 반듯하게 누웠다. 앞으로 약간
동그랗게 말린 어깨와 굽은 허리를 쭉 펴주고 팔다리를 큰 대(大) 자, 혹은
나란히 놓인 젓가락 형태로 펴주어 스트레칭을 했다.

그런 자세에서 절실한 마음으로 진동을 불러 그 진동이 전신을 물결처
럼 오르내리게 했다. 진동이 몸을 관통할 때마다 신체를 다시 스트레칭 하
거나 목, 어깨, 등판, 허리, 무릎, 발목 등을 비틀고 꺾어주어 진동 에너지가

여기저기서 솟아나오게 도와주었다.

그 과정에서 신체를 혼란에 빠뜨린 애매한 느낌과 탁기가 빠져 나가고, 전신이 서서히 조화와 활력을 되찾는 것을 느낌으로 알 수 있었다. 특히 자꾸 굳어지던 등판 위쪽과 목 뒤, 어깨 등을 충분히 풀어주어, 막힌 고속도로 톨게이트가 시원하게 뚫린 것 같은 상황을 유도했다.

- 그동안 끊임없이 괴롭히던 견갑골이상운동증과 사구체신염 증상이 개선됨. 견갑골 안쪽에 뭉쳐 있던 만성염증 덩어리와 사구체의 거르는 기능을 방해하던 노폐물이 제거된 덕분인 듯.
- 두피에 끈적끈적하게 밀려 올라오던 진물 현상과 페니스의 피부 갈라짐 증상도 눈에 띄게 완화됨.
- 10개월 이상 전신 진동을 생활화한 결과 무좀으로 두껍게 괴사해 올라와 있던 발톱이 빠지고 새 발톱들이 매끈하게 돋아 나옴. 그 후 전신 진동을 통해 발가락 끝에까지 혈액이 잘 돌게 해 발톱무좀이 재발하지 않음.
- 오른쪽 귀의 이명도 사라짐. 원인이던 오른쪽 어깨질환, 심장질환, 오른쪽 폐질환 등이 개선된 덕분인 듯함.

그렇다고 해서 그동안의 질병 증상들이 모두 빠져나간 것은 아니다. 중증 질환 증상이 아직 일부 남아 있어 그는 요즘도 아침저녁으로 자율치료를 계속하고 있다.

무엇보다 심근경색증 치료는 그에게 쉽지 않은 도전이다. 심장 기능이 100% 회복될 때까지 자율치료를 멈추지 않을 각오다.

● 척추관협착증 고치고 안티 에이징 성공(존 배·63세)

〈질병〉

척추관협착증, 협심증, 동맥경화증, 만성비염, 경추추간판탈출증, 퇴행성무릎·발목관절염

〈증상〉

- 척추관협착증은 만성 허리통증과 함께 다리통증을 유발함. 특히 양쪽 다리에서 쥐가 나 인도에서 생활한 13년 동안 심한 불면증에 시달려야 했음.
- 부정맥 증상이 있으며, 협심증으로 병원에서 관상동맥에 스텐트를 하나 삽입함.
- 동맥경화증은 그다지 심한 편은 아니나, 일부 혈관의 내피 세포에 손상 발생.
- 만성비염으로 30년간 고통스런 삶 지속. 직장에서나 집에서나, 그리고 출퇴근 버스에서도 휴지를 달고 살아야 함.
- 경추추간판탈출증으로 경추와 주변부 통증 및 불편한 느낌 상존.
- 왼쪽 퇴행성무릎관절염과 오른쪽 퇴행성발목관절염으로 인한 통증으로 보행 장애.

〈자율치료〉

그는 인도에서 오랫동안 생활하다 라오스 비엔티안으로 옮겨 정착했다.

처음 필자로부터 자율치료 이야기를 들었을 때 관심은 갔지만 도무지 이해

하기 어려워 실천하지 못했다. 3년간 긴가민가해 하다가 병세가 깊어지고 병원 치료로도 증상이 개선되지 않자 다시 관심을 갖게 됐다. 자율치료를 잘 실천해 질병을 극복하는 사람들을 볼 때마다 뭔가 실체가 있는 치료법임을 확신했다.

어느 날 심신 이완을 잘 달성해보겠노라 작심하고 잠자리에 들었다. 이튿날 새벽, 잠에서 깨었을 때 희미한 정신을 그대로 둔 채 허리 깊은 곳에 의식의 초점을 모았다. 한 10분쯤 그렇게 하고 있었을까. 갑자기 허리가 자신의 의지와 상관없이 자율적으로 꿈틀대기 시작했다. 왼쪽으로 꺾였다가 다시 오른쪽으로 돌아가고, 반대로 오른쪽으로 꺾였다가 왼쪽으로 돌아가곤 했다. 난생 처음 겪어보는 특이한 현상에 그는 속으로 감탄사를 연발했다. 뭔가 막힌 것이 뚫리는 느낌이 일어나면서 허리 부근에 쾌감이 감돌았다.

그러다가 옆자리의 아내가 잠에서 깨어났다. 어리둥절한 시선으로 그를 바라보는 그녀 때문에 자율치료가 중단되고 말았다.

이튿날도 그는 비슷한 방식으로 자율치료를 유도했다. 그러자 이번에는 엉덩이가 들썩거리기 시작했다. 허리가 꺾여 올라가고 그에 따라 위로 들린 엉덩이가 바닥에 툭 떨어지며 둔탁한 소리를 냈다. 몇 차례 그런 과정을 거치고 나자 이마에 땀도 배어 나왔다. 이날 역시 놀란 아내로 인해 자율치료가 중단됐다.

그는 아내를 안심시키고 그 후에도 새벽마다 자율치료를 유도했다. 어떤 때는 양다리가 번갈아가며 위로 치켜 올라갔다가 툭 떨어지기도 했다. 이렇게 허리와 엉덩이, 다리 등에 센 진동 반응이 여러 차례 지나가고 나니 다리에 쥐가 나던 증상이 어느 날부터 감쪽같이 사라졌다. 허리통증도 빠져

나가 잠을 편안히 이룰 수 있었다. 이는 요추신경을 누르고 있던 만성염증이 진동 치료로 빠져나가고 요추의 면역 환경이 개선된 덕분이다.

그는 대형병원에서 척추관협착증 수술을 받으려고 날짜까지 받아 놓았었는데, 이런 결과가 생겨 수술 예약을 취소하기에 이르렀다.

그는 점점 더 자율치료에 흥미를 느껴 신체 다른 부위로 치료법 적용을 확대해 나갔다. 한번은 척수신경 전체를 목표로 해 치료 반응을 유도하고 있는데, 느닷없이 가슴이 오른쪽에서 왼쪽으로, 그리곤 다시 왼쪽에서 오른쪽으로 크게 꺾이는 것이었다. 그런 일을 한바탕 거친 뒤 현실로 돌아오니, 왠지 심장과 폐에 얹혀 있던 탁기가 일제히 빠져나간 것처럼 가슴이 뚫렸다. 다소 구부러져 있던 상반신도 곧게 펴졌다.

그 뒤로도 가슴 꺾이는 현상이 몇 차례 지나갔고, 그때마다 그는 자율적으로 일어난 진동이 체형을 바로잡아주고 있는 것을 실감했다. 그는 심장과 폐도 매우 편안해진 것을 느꼈다. 그동안 불규칙하게 뛰던 맥박도 그런 일로 안정되었다.

그후 그는 척수 전체에 자율치료를 집중하는 습관을 들였으며, 뇌와 이비인후에도 치료 반응을 유도해 곳곳이 꼼지락거리는 것을 체험했다. 심신이완을 충분히 한 뒤 마음이 흘러가는 대로 내버려두면 복부와 다리, 관절, 심지어 발가락 끝까지 꼬물거리는 현상이나 간질간질한 느낌이 일어났다. 그럴 때마다 그곳에서 치료가 진행되는 것을 느낄 수 있었다.

그 뒤 비슷한 작업을 5년째 해오다 보니 그는 이제 자율치료의 고수가 됐다. 이 치료법의 수준이 향상됨에 따라 그동안 몸에 따라다니던 여러 가지 질병 증세가 완화된 것은 물론이고, 얼굴이 부잣집 가장처럼 두툼하며 훤해졌다. 거뭇거뭇하던 피부는 사라지고 우윳빛 피부가 드러난다. 자율치료를 전신에 심도 있게 적용하고 집을 나서면 얼굴에서 광채마저 난다. 사람들은 "도대체 뭘 하기에 자꾸 젊어지느냐", "회춘약이라도 먹느냐"는 질문을 던지곤 한다. 그럴 적마다 그는 그냥 빙긋 미소만 짓는다.

그의 아내는 자율치료법에 관심이 없다. 해가 바뀔수록 그와 아내의 나이 차이가 점점 더 심하게 나 보인다. 그는 거꾸로 청년이 돼 가는데, 아내는 세월의 갈기에 얻어맞아 피부가 쭈글쭈글하고 머리가 파뿌리처럼 변했다. 아내는 그들 부부를 이상하다는 듯 번갈아 바라보는 사람들의 시선이 부담스러워 그와 함께 외출하는 것을 꺼린다.

그가 동년배들 모임에 나가면 많은 노인들 사이에 젊은이 한 명이 끼여있는 것 같은 묘한 광경이 연출된다. 한국에서 명절날 일가친척이 한 자리에 모이면, 회갑을 넘긴 그가 너무 젊어 보여 의아한 시선을 한 몸에 받는다. 자손들로부터 세배를 받기도 어색하다. 그는 "남모르게 불로초를 캐 먹어 그렇다"고 우스갯소리를 하며 어색한 상황에서 벗어나게 된다.

● 신체가 새로 태어난 기분(김봄·56세)

〈질병〉

골다공증, 거북목증후군, 오십견, 만성위염 등 각종 소화기 질환, 만성요통, 여성호르몬 부족 등 각종 호르몬 질환

〈증상〉

– 선천적으로 약한 소화기를 갖고 태어남. 평생 위염이 따라다녔으며,

소장의 영양분 흡수 기능이 떨어져 음식을 잘 먹지 못했고, 어렵사리 삼켜도 피와 살로 가지 않음. 소화기의 칼슘 흡수 능력이 떨어져 골다공증이 심했으며, 툭하면 뼈가 부러지거나 발목이 접질림.

- 폐경기가 지나면서 여성호르몬 분비량이 급격히 감소하는 등 각종 호르몬의 분비와 수용에 불균형이 발생해 전신이 항상 피곤하고 생기가 사라짐. 피부가 매우 거칠어지고 나이보다 빨리 늙어 보임.
- 거북목증후군과 오십견으로 어깨와 뒷목, 뒤통수가 뻐근하며 만지면 모래 밟는 것 같은 소리가 들림.
- 허리통증이 만성화해 항상 고통 속에 지내야 했음.

〈자율치료〉

그녀는 교회에서 주기도문을 외우는 과정에 입술로 '진동…'을 되뇌며 바이브레이션이 일어나기를 간절히 소망했다. 그러자 신비하게도 허리가 꺾이며 왼쪽 엉덩이가 의자에서 살짝 들어 올려졌다. 그런 다음에는 다시 오른쪽 엉덩이가 올라갔다. 이렇게 왼쪽, 오른쪽 엉덩이가 번갈아가며 몇 차례 오르내리니 허리춤이 시원해지며 통증이 빠져나가는 것이 느껴졌다. 그녀는 자신의 병을 고쳐주려고 주님이 다가오신 것으로 생각했다.

그후 침대에서 잠들기 전후 시간대에 기도하는 마음으로 진동을 유도했다. 진동은 통증이 심하게 엉켜 있던 뒷목과 양어깨에서도 격렬하게 일어났다. 그럴 때마다 주기도문을 암송하며 진동에 더욱 심신을 내맡겼다. 진동은 척추와 두경부, 어깨, 복부, 사지, 관절 가릴 것 없이 종회무진으로 전신을 휘젓고 다녔다. 마치 고장 날대로 고장 난 신체를 다 수리해줄 것처럼 기세 좋게 작동한 진동 덕분에 혈액과 호르몬이 활발히 돌고 생기가 올라왔다.

뼛속 깊숙한 곳에서도 진동이 무겁게 올라와, 벙벙하게 벌어진 뼛속을 무언가로 옹골차게 채워주는 느낌이 일어났다. 소화 기능이 개선돼 밥맛이 돌았고, 피부가 서서히 윤기를 되찾았다.

지금까지 2년 남짓 자율치료를 계속해 왔다. 덕분에 만성 통증들이 거의 다 빠져 나갔고, 질병이 완화하거나 그 진행이 멈춘 것을 확실히 느낀다. 병원에서 건강검진을 해봐도 골밀도를 비롯한 각종 수치들이 자율치료 전에 비해 상당히 개선된 것으로 확인된다.

요즘은 운동에도 적절히 신경 쓰며 '진동'과 '운동'을 병행하는 생활을 지속하고 있다.

● 골프엘보와 만성요통 해결(홍세윤·70세)

〈질병〉
골프엘보, 만성요통, 오십견, 관절염, 고지혈증, 고콜레스테롤혈증, 치질

〈증상〉
- 오십견으로 인한 통증으로 왼쪽 팔을 위로 들어 올리지 못함.
- 만성요통으로 여러 해 동안 큰 불편 겪음.
- 엄지발가락 관절염으로 걸어 다니기 힘듦. 병원에서 줄기세포 시술을 받았으나 치료 실패.

- 고지혈증과 고콜레스테롤혈증(LDL) 등으로 약을 먹기 시작.
- 치질마저 생겨 불편한 상황이 겹침.
- 오른쪽 팔꿈치에 골프엘보도 나타나 평소 좋아하던 골프를 포기하고 지내야 했음.

─〈자율치료〉

그는 몇 년 전부터 자율치료에 대해 호기심을 갖고 지내왔다. 이 건강법을 터득하면 상당한 능력이 생겨 질병을 스스로 통제할 수 있을 거라는 생각에서였다. 그 무렵 그는 여러 가지 질병의 덫에 걸려 있었다. 주로 근골격계와 허리 및 심혈관계 질환이었다.

그는 다각도로 노력했지만 자율치료의 핵심을 제대로 파악할 수 없었다. 잠자리에서 온감과 진동 부르는 시도를 계속했으나 아무 반응이 일어나지 않아 의욕을 상실한 채 스스로 포기하고 말았다. 그 후로도 몇 차례 자율치료에 관한 강의를 들을 기회가 있었지만, 자신에게는 해당되지 않는 건강법이라 생각하고 한쪽 귀로 흘려듣곤 했다.

그러다가 얼마 전 어느 간암 환자가 이 방법에 관심 갖는 것을 보고 다시 시도해보자는 생각이 불쑥 들었다. 그는 전에 실패한 원인이 무엇인지 곰곰 생각해보았다. 충분한 이완 속에 마음을 집중하는 노력이 부족했음을 깨달았다.

그는 잠자리에서 편한 옷을 입고 몸을 최대한 이완한 상태에서 오직 마음 비우는 훈련에 집중했다. 그렇게 주의집중하고 있는데 3일째 되던 날 무념무상의 상태에서 갑자기 진동이 일어났다. 진동은 골프엘보로 통증이 따라다니던 오른쪽 팔꿈치에서 강하게 발현됐다. 오른쪽 팔꿈치는 두 달째

정형외과 치료를 받고 있는 상황이었다.

그는 처음에는 믿기지 않아 '일시적 현상은 아닐까' 하는 생각도 들었으나 이튿날도 잠자리에서 비슷한 일이 벌어져 자율치료법이 실행된 것을 확신할 수 있었다.

오른쪽 팔꿈치에서 시작된 진동은 이를 여러 날 유도함에 따라 점점 허리와 복부, 왼쪽 장딴지, 종아리, 복숭아뼈 등으로 번져 나갔다. 진동은 마침내 어깨를 들썩이게 하더니 전신의 관절 부위를 사시나무 떨리듯 떨리게 만들었다. 가족이 놀라고 당황했지만 그는 전신진동이 작동될 때마다 매우 황홀한 느낌이 뒤따랐다.

진동을 여러 날 체험한 결과 오른쪽 팔꿈치 통증이 빠져나가 다시금 골프를 치러 다닐 수 있게 됐다. 오십견으로 올라가지 않던 왼쪽 팔도 통증 없이 시원스럽게 잘 올라간다. 또 요추와 방광 언저리로 강한 진동이 휘저으면서 만성적으로 괴롭히던 허리통증도 빠져 나갔다. 고지혈증과 고콜레스테롤혈증도 완화됐다. 이제 발가락 관절과 치질 등만 통제하면 잃었던 건강을 완전히 되찾을 수 있을 것 같은 생각이 든다고 한다. 그는 자율치료법을 계속하면 몸에 남아 있는 질병의 잔재들을 확실히 거둬낼 수 있을 것으로 확신하고 있다.

● **고관절 썩는 병과 석회화건염 치료**(여시현·49세)

〈질병〉

대퇴골두무혈성괴사증, 난치성 피부염, 석회화건염, 만성요통

- 20여 년 전 교통사고로 고관절 뼈가 썩어 들어가는 병(대퇴골두무혈성괴
  사증)에 걸려 수술받음. 수술이 성공했다는 병원 측 얘기와 달리 컨디
  션이 조금만 안 좋으면 수술 부위가 시큰거림. 게다가 심한 뻗정다리
  가 돼서 장애인처럼 걸어야 했음.
- 고관절 수술 후 만성요통이 더 악화됨.
- 왼쪽 어깨의 석회화건염으로 통증과 불편한 느낌 상존.
- 왼쪽 가슴에 팥알만 한 피부염들이 돋아나 있는데 병원에서도 원인을
  모름.

〈자율치료〉

그는 젊은 나이에 뻗정다리로 지내는 처지가 되자 앞으로의 삶이 캄캄하
게 여겨졌고, 눈물이 나왔다.

그러던 차에 자율치료법을 터득하고 몸에 큰 변화가 생겼다. 고관절 부
위에 진동을 유도했더니 시큰거리던 증세가 빠져나간 것은 물론이고 걸음
걸이도 남이 눈치채지 못할 만큼 자연스러워졌다. 고관절 각도에도 긍정적
변화가 생겨났다. 그동안 고관절 각도가 제대로 벌어지지 않아 쪼그려 앉
을 때 힘들고 어색했는데, 지금은 일반인처럼 완벽하진 않아도 각도가 많
이 벌어져 자리에 앉는 데 무리가 없다.

고관절 수술 후에는 그 전부터 따라다니던 만성요통이 더 심해졌다. 쇼
핑할 때 한 시간을 걷지 못할 정도로 허리가 아팠다. 그러나 지금은 일반인
보다 더 많이 걸어 다녀도 허리에 무리가 가지 않고 통증 또한 별로 없다.
이는 요추와 고관절 부위 깊숙한 곳으로 진동을 유도해 운용한 덕분이라고

한다.

그는 또 군대에 복무할 때부터 왼쪽 어깨 관절의 석회화검염으로 인한 통증으로 불편과 고통에 시달렸다. 병원 물리 치료, 뼈 스테로이드 주사, 침, 지압, 카이로프랙틱, 특수 재활 치료 등 안 해본 것이 거의 없을 정도로 치료에 몰두했다. 그럼에도 불구하고 컨디션이 안 좋은 날 일을 하거나 걸으면 아파서 짜증이 날 정도였다. 심지어 어떤 때는 통증 부위를 무언가로 긁어내고 싶은 심정이었다.

그런데 진동요법을 알고 나서 사정이 달라졌다. 진동이 걸리면 왼쪽 어깨 깊숙한 곳에서 무언가 꼬무락거리며 지나다니는 것이 느껴진다. 이런 색다른 느낌이 어깨 관절의 불편과 통증을 들춰내 감싸며 압박했고, 결국 그 압박감의 힘이 굳어진 부분을 풀고 늘어난 부분을 조여 주었다. 이렇게 하여 어깨에 오랫동안 정체돼 있던 염증과 석회화된 물질들이 점차 밀려 빠져나가게 됐다.

이런 방식으로 진동요법을 지속적으로 실행하자 어깨가 유연해지면서, 굳어서 잘 올라가지 않던 팔이 자연스럽게 올라갔다. 통증과 불편도 느껴지지 않게 되었다. 또 샤워할 때 몸을 움직이면 뜨끔하며 왼쪽 어깨 어딘가가 불편했는데, 진동요법 몇 번으로 그것이 사라지니 몸 전체 컨디션이 좋아진 느낌이란다.

그런가 하면 심장 깊은 부위와 경추, 흉추, 견갑골, 어깨 등을 감싸고 묵직한 진동을 유도하는 생활을 지속한 결과 병원에서도 난치성 피부병이라며 치료를 포기했던 이상한 피부염이 감쪽같이 자취를 감춰 신기한 느낌이 들었다.

진동요법을 알게 된 것은 그의 인생에 가장 큰 선물이며 축복이라고 한다. 그는 이 건강 비밀이 난치병 환자들에게 널리 알려져 그들이 고통에서 해방됐으면 하는 마음 간절하다. 그는 진동요법을 달성하면 건강 로또에 당첨된 것과 진배없다고 말하며 항상 감사한 마음으로 이 건강법에 빠져 살고 있다.

신체 주요 부위별 질병 대처법

● 뇌 질환

(경도인지장애, 알츠하이머 치매, 뇌경색, 뇌동맥류, 뇌수막종, 간질)

경도인지장애, 알츠하이머 치매, 뇌경색, 뇌동맥류, 간질 등 여러 가지 난치성 뇌 질환에 대처할 수 있다. 뇌 질환 치료의 첩경은 뇌 안의 노폐물을 거둬내고 괴사하거나 경직된 뇌의 근육, 혈관, 신경 등을 재생하는 것이다. 이는 현대의학이 난관에 봉착한 문제일 뿐 아니라, 설사 방법이 있다 하더라도 상당한 시일이 걸려야 일부라도 호전시킬 수 있는 난제다.

자율치료법으로도 뇌 질환은 해결이 간단치 않다. 그러나 이 치료법을 원숙하게 구사하면 왕성한 혈류 공급으로 뇌 안에 산소와 영양소와 호르몬이 활발히 들어가 뇌 조직의 병반 부위를 되살리고 질병이 점차 약화하게 할 수 있다. 관건은 뇌 안과 전신에 얼마나 적극적으로 온감, 중감, 진동 등을 불러일으키느냐에 달려 있다.

전신을 충분히 이완하고 뇌 안에 신선한 기운을 유도한다. 정수리(백회, 통천 부위)나 이마 쪽에서 '하늘의 좋은 기운'이 쏟아져 들어오는 것 같은 자기 암시를 하면 좋다. 깊은 이완 후 '마음의 눈'으로 뇌 안을 찬찬이 들여다보는 것도 괜찮다. 뇌하수체 부위를 자극해 호르몬이 원활히 분비되게 하는 것도 필요하다. '전신'과 뇌라는 '부분'을 오가며 자율치료를 시행한다.

이렇게 하다 보면 어느 순간 뇌 안에 묵직한 기운이 들어서는 것을 느낄 수 있다. 정수리나 이마를 통해 시원한 느낌이 쑥쑥 들어올 수도 있고, 뇌 근육이 꼼지락거리며 수축과 이완을 반복하는 현상이 나타날 수도 있다. 뇌 근육은 사람이 마음대로 움직일 수 없는 불수의근(不隨意筋)이지만 자율치료와 만나면 이처럼 신기하게 움직인다. 환자마다 그 사람에게 안성맞춤으로 이런 현상이 생겨난다.

사람의 뇌에서는 날마다 대사 활동의 부산물로 베타아밀로이드, 타우단백질 등의 노폐물이 생성된다. 신진대사가 원활한 사람은 노폐물이 자동으로 뇌척수액을 통해 중추신경 밖으로 배출된다. 하지만 만성스트레스에 시달리는 사람이나 대사성질환자 등은 노폐물이 연일 쌓이고 배출되지 못해 신경과 혈관 등을 파괴한다. 이렇게 하여 나타나는 것이 경도인지장애와 알츠하이머형 치매 등이다.

자율치료로 뇌 안에 나타나는 이런저런 반응들은 조직의 긴장감 해소로 막힌 것이 뚫려 노폐물이 배출되기 시작하고, 정체돼 있던 혈류와 호르몬이 돌기 시작했음을 말해주는 것이다. 따라서 이같은 마음의 작업을 일정 기간 지속하면 뇌신경이 복구되는 등 뇌 속 환경이 개선돼 기억력 깜박이던 증상이 완화하거나 사라지게 된다. 알츠하이머형 치매도 중증이 아닌 경우 이같은 방법 실천으로 점차 치료될 수 있다.

뇌동맥류는 꽈리처럼 부풀어 오른 동맥류를 자율치료의 묵직한 기운이나 꼬무락거리는 현상이 잡아주어 환부가 시나브로 줄어들게 할 수 있다. 여러 날, 혹은 여러 달 정성 들여 작업하면 마침내 꽈리 형상의 신생물이 잦아들어 딱지처럼 혈관 벽에 들러붙는다. 그 부위를 계속 정성껏 다스려주면 문제의 혈관 부위가 거의 정상을 되찾아 지주막하 출혈의 위험에서도 벗어날 수 있다. 뇌수막종도 이와 비슷한 방법으로 물혹이나 석회화된 부분을 줄어들게 해 뇌 조직과 뇌신경에 미치는 부정적 영향을 완화할 수 있다.

뇌경색도 뇌동맥류, 뇌수막종과 유사한 방법으로 환부를 무겁게 잡아주면 만족할 만한 치료 효과를 얻을 수 있다. 뇌경색은 이런저런 원인으로 뇌혈관이 막혀 뇌 조직이 괴사한 것인데, 이로 인해 편측마비, 안면마비, 감각이상, 언어장애 등의 문제를 일으킨다. 그러나 뇌 병변 부위를 일정 기간 정성을 다해 다스리면 줄기세포의 분화로 근육, 혈관 등의 세포가 점점 재생돼 뇌 병변 부위가 치료되는 기적이 일어나기도 한다.

뇌 병변 부위와 함께 중추신경을 따라 오르내리며 무게감 있게 작업해주고, 심장과도 연계해 자율치료를 진행해줄 필요가 있다. 나아가 전신으로 자율치료를 확산시켜 마비된 팔다리나 얼굴, 이상이 초래된 감각기관, 어지럼증 등에 총체적으로 대응하면 병원 치료로는 생각하기 어려운 놀라운 치료 효과가 나타날 수도 있다.

간질은 여러 해 약을 복용하고도 완치되지 않는 경우가 있는데, 자율치료법으로는 치료가 그다지 어려운 질병이 아니다. 이 역시 뇌 속에 묵직한 느낌이나 꼬무락거리는 기운을 길어 올려 그 힘으로 병변을 다스리고 뇌신경 체계의 무질서를 바로잡는 작업이 중요하다. 구역질이나 호흡곤란을 해소하기 위해 복부나 심장, 중추신경 등 이 질환과 연관된 모든 부위에 동시에 대응해야 치료 효과를 높일 수 있다.

● 심장 질환
(심근경색증, 협심증, 미세혈관협심증, 대동맥판막증, 부정맥)

심근경색증, 협심증, 미세혈관협심증, 대동맥판막증, 부정맥 등 인간을 위험에 빠뜨리는 심장 질환들이 많다. 병원에서는 시술이나 수술 등을 통해 치료하지만, 후유증이 남아 평생 통원 치료 받는 환자들이 허다하다. 심장 근육이 괴사한 심근경색증의 경우 현대의학으로는 괴사한 부위를 되살릴 수 없다. 미세혈관협심증은 망가진 미세혈관에 스텐트를 삽입할 수 없으므로 현대의학으로는 아예 치료가 불가능하다.

자율치료법으로는 아무리 곤란한 심장 질환일지라도 어지간히 대처가 가능하다. 뇌하수체를 자극해 호르몬 분비를 활성화하고, 심장 전체에 묵직하게 혈액이 감돌게 하며, 이같은 치료법을 반복해 심장 기능을 증진할 수 있다. 즉 괴사한 심장 근육을 점차 되살릴 수 있고, 좁아진 관상동맥과 미세혈관도 복구할 수 있다. 대동맥 판막에 낀 석회를 녹여 없애 수술 없이 대동맥판막증을 해결할 수도 있다. 맥박이 불규칙하게 뛰던 증상도 완화되는 것을 경험할 수 있다.

먼저 전신을 충분히 이완하고 특히 두경부와 어깨, 심장 부위의 긴장감을 많이 풀어준다. 그런 다음 뇌하수체가 자리잡은 뇌 기저부(머리 중심부)로 깊이 들어가 그곳에 몽롱하게 이완된 의식을 접목시킨다. 이 상태에서 그 자리에 온감, 중감, 진동 등을 유도한다.

시간이 흐르면서 뇌하수체에 묵직한 반응 등이 일어나면 그러한 자율치료 현상을 최대한 키워 뇌하수체를 자극한다. 뇌하수체는 인체의 중요한 내분비샘이다. 따라서 부교감신경을 항진해 매우 편안한 마음으로 건드리면 심장 근육과 혈관 복구, 석회화 해결 등에 기여하는 호르몬의 분비가 활발해진다. 이 호르몬이 혈류를 타고 심장으로 다가가 심장 복구에 관여하게 된다.

심장 전체를 목표로 하여 자율치료법을 적용한다. 우선 심장 쪽 등판에 통증이 없는지 확인한다. 심장병 환자는 왼쪽 어깻죽지 깊숙한 곳(견갑골)이나 능형근 부위에 통증을 느끼는 경우가 흔하다. 전신 이완 후 이 부위로 다가가 온감, 중감, 진동 등을 유도한다. 반응이 올라오면 그 힘으로 통증을 진드근히 밀어낸다.

심장에 문제 있는 사람은 심장을 지배하는 경추나 흉추신경 기능에도 애로가 있는 경우가 많다. 경추와 흉추를 오르내리며 점검하다가 문제 부위로 다가가 작업한다. 묵직하거나 뜨뜻한 느낌, 진동 등을 일으키고 그 힘으로 경추, 흉추 부위의 문제를 정성스럽게 밀어낸다.

같은 방법을 경부와 두부의 미주신경과 경동맥을 따라 올라가며 적용한다. 왼쪽 어깨와 가슴, 명치, 왼팔과 왼쪽 엄지, 검지, 중지 등에까지 적용한다. 전신에도 반응이 퍼지게 한다.

이같은 과정을 반복하다가 종내에는 심장 전체를 묵직하게 잡아준다. 평소 심장 질환이 심하던 사람은 이때 심장 근육에 혈액이 왕성하게 돌아, 마치 단단한 부목을 받쳐 준 것 같은 느낌을 갖기도 한다. 심장이 빵빵하게 부풀어 오르며 자신감과 원기를 회복하게 된다.

이 과정에서 심장에 몰리는 혈액을 따라 옥시토신 등의 호르몬이 왕성하게 등장한다. 호르몬은 골수와 심장 외막에 들어 있는 줄기세포를 자극한다. 줄기세포는 모든 조직의 세포로 분화할 능력을 지녔다. 줄기세포는 호르몬의 도움으로 심장 근육으로 이동하고 거기서 심근 세포와 관상동맥, 미세혈관 등의 혈관 세포로 자라난다. 또 심장 판막으로 이동해 판막을 구성하는 세포로 분화한다. 이렇게 새로 증식한 판막 세포와 심근 세포 및 혈관 세포가 죽은 세포를 대체해 심장 기능을 증진한다. 여기에 더해 혈류를 따라 영양소와 산소도 충분히 공급돼 기존 심장 세포를 잘 먹여 살린다.

이같은 자율치료를 한바탕 하고 나면 얼굴 모습도 달라진다. 심장병 환자는 약화한 왼쪽 가슴으로 인해 왼쪽 눈썹이 처지는 경향이 있다. 묵직한 자율치료를 거치면 그 눈썹이 치켜 올라가고 왼쪽 뺨도 두툼해져 전체적으로 관상이 개선된다.

그러나 이런 자율치료는 한두 번 만으로는 심장 기능을 정상화할 수 없다. 적어도 몇 달 간은 성실하게 동일한 치료를 지속해줘야 한다.

그러고 나면 심장을 괴롭히던 각종 난치병이 약화하고 심장 기능이 전반적으로 복구돼 정상인에 버금가는 생활을 할 수 있게 된다.

● 폐 질환
(폐부종, 무기폐, 폐섬유화증, 폐결절, 간유리음영, 기흉, 만성폐쇄성폐질환)

폐 질환은 종류가 매우 많고 원인도 다양하다. 세균·바이러스나 오염된 공기, 담배 연기 등에 의한 질환들이 주종을 이루는데 대표적인 증상이 기침, 호흡곤란, 가래 형성 등이다.

특히 가래 등 염증성 물질은 많은 호흡기질환과 연관 있다. 폐부종은 분홍빛 거품 낀 객담을 동반하고, 무기폐는 호흡기의 불필요한 분비물이 기관지를 폐쇄해 발생한다. 폐섬유화증과 폐결절 및 간유리음영은 주로 염증 세포들이 증가해 각각 섬유화 현상, 결절, 안개 같은 음영 등을 초래하는 것으로 짐작된다. 따라서 염증성 물질을 거둬내 폐의 면역 환경을 높이는 것이 다양한 폐질환 치료를 위해 중요하다.

폐 질환도 대처 방법은 심장 질환과 유사하다. 전신을 충분히 이완한 뒤 양쪽 어깻죽지 속 견갑골과 목, 어깨, 흉추, 경추 및 앞가슴과 갈비뼈 안쪽 부위 등을 충분히 풀어준다.

이들 부위에 통증이나 불편한 느낌이 있으면 진동과 중감, 온감 등을 살려내고 그 힘으로 통증, 불편한 느낌 등을 진드근히 밀어낸다. 이들을 밀어내는 데 며칠, 혹은 몇 달이 걸릴 수도 있는데, 인내심을 갖고 이 작업을 정성껏 지속해 주어야 한다.

통증 등의 밀어내기 작업과 함께 양쪽 폐부 깊숙한 곳으로 마음의 시선을 향한다. 폐 질환은 폐 속 면역 환경이 악화했다는 방증이므로 뭔가 불편한 느낌이 그곳에 도사리고 있을 수 있다. 그런 느낌을 진동, 온감, 중감 등의 치료 수단들을 온양해 그 힘으로 지성껏 밀어낸다. 폐 속에 직접적으로 작업하기 어려울 경우 허리춤에서 치료 반응을 일으켜 폐로 올라가거나, 목 혹은 어깨 쪽에서 반응을 살려 아래로 밀고 내려가는 것도 권장할 만한 방법이다. 흉추에서 묵직한 반응을 일으켜 폐 쪽으로 이동시키는 것도 한 방법이 될 수 있다.

이 같은 작업을 지속하는 과정에서 기침을 동반한 가래가 한꺼번에 올라오는 경우가 많다. 가래는 폐 속 노폐물이다. 이것이 오랜 세월 침착하면 폐가 섬유화 되고, 결절이 형성되며, 암으로 진행되기도 한다. 따라서 가래를 충분히 뱉어내는 일이 매우 중요하다.

증상이 중증인 경우 가래 등 염증성 물질이 몇 달 동안 지속해 올라오기도 한다. 그렇더라도 자율치료법으로 꾸준히 끈질기게 배출시켜야 한다. 폐 안을 묵직하게 건드려놓고 중간 중간에 속 깊은 기침을 세게 하면 가래 배출이 용이해질 수 있다.

가래 등 염증성 물질이 충분히 빠져나왔더라도 자율치료를 지속해 주어야 한다. 그 과정에서 묵직한 느낌 등 자율치료 반응들이 병반 부위를 마사지하듯 주무르거나, 따뜻하게 감싸는 등 치유가 이어지도록 마음으로 뒷받침해 줘야 한다.

그러는 동안 조직의 재생을 촉진하는 호르몬의 도움으로 체내 성체 줄기세포가 활발히 분화해 병반 부위의 죽은 폐포 등을 대체하며 조직이 서서히 살아나게 된다. 병원에서 흉부CT 검사를 하면 결절 부위나 섬유화돼 있던 자리, 음영이 드리워져 있던 자리 등이 정상으로 돌아온 것을 확인할 수 있다. 폐부종이나 무기폐 증상도 상당히 약화하거나 사라져 폐 기능이 향상된 것을 스스로 느끼게 된다.

기흉은 다양한 원인으로 폐에 구멍이 생겨 공기가 새고, 이로 인해 흉막강 내에 공기나 가스가 고이는 질환이다. 구멍이 작은 경우 가벼운 호흡곤란만 발생하지만, 구멍이 크면 갑자기 날카로운 통증이 느껴지거나 심한 호흡곤란이 나타나고, 가슴과 복부가 부풀어 심장을 압박하며 응급 상황에 내몰리게 한다.

위급할 때는 병원에 입원해 응급 수술을 해야 하지만, 그렇지 않을 때는 자율치료만으로도 구멍이 아물게 할 수 있다. 폐 속 깊은 곳에서 일으키는 중감, 온감, 진동 등의 반응이 보이지 않는 치유 손길로 작용해 폐에 난 구멍의 유합(癒合)을 점차 촉진하게 된다.

만성폐쇄성폐질환은 기도가 회복 불가능하게 막혀 폐 기능이 서서히 떨어지는 질병이다. 담배 연기 등 유해물질에 지속적으로 노출되는 것이 원인인데, 현재로서는 어떤 약제도 폐 기능이 장기적으로 감소하는 것을 완화하지 못한다. 이 질병 환자는 특히 나이 들면서 폐 기능이 더욱 떨어져 호흡곤란이 심해지고, 끈끈한 가래가 계속 형성되며, 심장에까지 악영향을 미치게 된다. 다른 폐질환과 유사한 방법으로 자율치료에 정성을 들이면 고질적이던 증상이 완화하거나 사라지고, 손상된 폐포와 기도 부위가 일부 재생되는 기적이 일어날 수 있다.

● 복부 질환

(역류성식도염, 위·십이지장궤양, 장상피화생, 과민성대장증후군, 궤양성대장염, 대장용종, 사구체신염, 만성신부전, 콩팥낭종, 방광염, 과민성방광증후군, 지방간, 황달, 간경화, 간낭종, 간혈관종, 담낭용종)

첫째, 음식물의 소화흡수에 관여하는 식도, 위, 십이지장, 대장 등의 갖가지 질병에 대응하기 좋다.

역류성식도염은 음식물이나 위산이 식도로 역류해 가슴 쓰림, 신트림 등을 일으키고 증상이 만성화하는 경우가 많다. 병원에서는 위산분비억제제를 처방하지만 근본 치료법이 못돼 환자가 곤란을 면치 못한다. 이 경우 명치를 중심으로 복부 깊숙한 곳에 묵직한 느낌이나 진동을 유도하고 흉추와 경추 및 상복부 전체를 충분히 이완해주는 생활을 지속하면 약을 복용하지 않고도 역류성식도염 증상을 개선할 수 있다.

위염, 위·십이지장궤양, 장상피화생 등도 비슷한 방법으로 치료할 수 있다. 이들 질환은 원인이 다양하지만 대표적 원인으로 스트레스가 지목된다. 자율치료법은 현대인의 스트레스를 완화할 수 있는 효과적인 수단이다. 목과 어깨, 명치 및 흉추 전체에 진동이나 묵직한 느낌을 일으켜 적용하고 무엇보다 위장 깊숙한 부위에서 자율치료법을 정성껏 운용함으로써 질병을 다스릴 수 있다. 반복된 시도로 소화 기능이 정상을 되찾고, 염증으로 악화한 상처가 아무는 것을 경험하게 된다.

과민성대장증후군, 궤양성대장염, 대장용종 등은 하복부에 묵직한 느낌이나 진동을 유도함으로써 다스릴 수 있다. 자율치료법을 듬직하게 적용하는 과정에서 활성산소가 빠져나가고 대장의 연동 운동이 정상화되는 것을 깨닫게 된다. 유익균이 활성화해 그 세력이 커지고, 반대로 유해균의 기세는 약화한다. 이로 인해 평소 설사처럼 묽거나 변비처럼 딱딱하던 변도 정상화한다. 무기력해진 대장이 원인인 치질, 치루, 탈항, 탈장 등의 증세도 완화된다.

둘째, 노폐물 배출 및 체내 항상성 유지에 관여하는 콩팥과 그 하부 기관인 방광의 여러 질환에 대처하기 좋다.

이를 위해 우선 심신 이완을 충분히 하는 생활을 일상화하는 일이 중요하다. 이것만으로도 만성 피로감과 스트레스가 해소돼 염증이 줄고, 자율신경이 균형을 회복해 콩팥의 사구체가 필터 기능을 일부 되찾게 된다.

복부 깊숙한 곳에서 뜨뜻한 느낌이나 진동, 묵직한 느낌 등을 유도해 이를 전신으로 확산시킨다. 이렇게 하다 보면 어떤 기운이 콩팥과 방광 부위를 그러쥐고 주물럭거리기도 하며, 콩팥과 이어진 등판 부위에 묵직한 느낌이 걸리기도 한다. 당사자는 이들이 매우 조화롭고 힘 있게 작용하는 치유 에너지임을 직감한다. 때로는 콩팥 자리에서 뭔가 꼬무락거리거나 전류가 지나가는 느낌이 올라오기도 한다. 콩팥과 그 주변부의 면역 환경이 개선되고 있다는 신호다.

이렇게 하고 나면 콩팥과 주변부, 그리고 전신의 탁기와 노폐물이 빠져 나가 혈액이 맑아지고 사구체 기능이 정상을 되찾는다. 자연히 혈뇨와 거품뇨 증상이 개선되고 얼굴과 다리의 부종도 가라앉아 사구체신염, 만성신부전 등이 치료되거나 증상이 완화된다. 콩팥에 생긴

낭종도 쪼그라져 자연 치유될 수 있으며, 방광염과 과민성방광증후군 증상도 개선된다.

다만 당뇨병이나 고혈압으로 콩팥 질환이 생겨났다면 이들을 다스리는 노력이 선행돼야 한다.

셋째, 음식물 대사와 해독 작용을 관할하는 간 및 쓸개와 관련된 각종 질환을 다스릴 수 있다.

간과 쓸개를 대상으로 하는 자율치료도 콩팥을 대상으로 하는 자율치료와 유사하게 진행하면 된다. 자율치료를 실행하다 보면 간과 그 주변부에 독특한 치료 반응이 일어나 조화롭고 힘 있게 여러 부정적 증상들을 밀어내게 된다. 이를 통해 지방간, 황달, 간경화, 간낭종, 간혈관종 등을 완화하거나 치료할 수 있다.

쓸개의 담낭용종도 크기가 줄어드는 것을 경험할 수 있다. 각종 바이러스성 간염은 자율치료로 완전 퇴치가 어렵지만, 바이러스의 기세를 약화시켜 환자의 피로감 해소와 원기 회복에 도움을 주게 된다.

● 척추 질환
(후종인대골화증, 거북목증후군, 경추추간판탈출증, 요추추간판탈출증, 척추관협착증, 척추측만증)

자율치료법으로 후종인대골화증, 거북목증후군, 경추·요추추간판탈출증, 신경공유착증, 척추관협착증, 척추측만증 등 척추 관련 여러 질환을 상당 부분 다스릴 수 있다.

후종인대는 척추뼈를 서로 어긋나지 않도록 위에서 아래까지 지지해주는 것으로, 척추체의 뒤쪽과 척추관의 앞쪽에서 그 역할을 수행한다. 후종인대골화증은 척수를 감싸고 있는 이 후종인대가 뼈처럼 딱딱해지는 질병이다.

건강한 사람의 후종인대는 유연성이 있어 척수를 보호하는 역할을 잘 수행한다. 나이 들어 퇴화한 사람의 인대는 석회화하다가 뻣뻣해져 유연성을 상실한다. 경우에 따라서는 인대의 일정 부위가 뾰족한 뼛조각처럼 돌출해 척수를 찌르기도 한다. 이 경우 자칫 사지마비가 올 수도 있어 병원에서는 불가피하게 수술을 시행한다.

척추뼈를 따라 위아래로 후종인대 부위에 묵직한 느낌, 뜨뜻한 느낌, 진동 현상 등을 일으켜 운영하면 딱딱해져 있던 인대가 조금씩 부드러워지는 것을 체감할 수 있다. 이는 인대 부위로 신선한 혈액의 공급량이 늘어나고, 혈액을 따라 만성 염증 물질과 석회성 물질이 배출되며, 성체 줄기세포 분화로 인대의 세포가 재생되기 때문이다. 일정 기간 이런 방법을 되풀이하면 인대가 상당 부분 정상화돼 수술 없이도 후종인대골화증의 위험에서 벗어날 수 있다.

거북목증후군은 잘못된 자세로 목, 어깨 근육과 인대가 늘어나 통증을 초래하는 질환이다. 컴퓨터 화면 등을 들여다보며 거북처럼 머리를 앞으로 쭉 빼거나 아래로 향하는 자세를 지속하는 것이 원인인데 목, 어깨 근육이 많이 뭉치고, 척추에도 무리가 가며, 팔이 저리는 증세가 나타나기도 한다. 이 경우 증상 발현 부위에 자율치료 반응을 일으켜 지속적으로 적용하면 증상이 점점 약화하는 것을 체험할 수 있다. 즉 늘어난 근육과 인대가 제자리로 돌아가고 뭉친 부위가 풀려 통증이 약화하며 저린 증세도 사라지게 된다.

경추나 요추에 묵직한 느낌을 일으켜 그 상태를 유지하고 있다가 한순간 척추를 세차게 스트레칭하면 탈출해 있던 추간판이 제자리로 밀려 들어가는 놀라운 경험을 할 수 있다. 비슷한 방법으로 요추를 묵직하게 잡아주면 고질적이던 척추관협착증도 어렵지 않게 해결할 수 있다. 염증성 물질로 막혀 있던 척추관이 뚫려 혈행이 원활해지면서 협착 상태이던 요추신경이 해방돼, 허리와 다리에 엉켜 있던 통증이 썰물처럼 빠져나간다. 다리에 쥐가 나던 현상도 사라지게 된다.

척추측만증은 척추가 좌우로 기울거나 돌아간 것이다. 척추가 옆으로 심하게 휜 경우 이를 정상화하기란 쉽지 않다. 그렇지만 자율치료법으로 방법이 없는 것은 아니다.

측만증 치료를 위해 우선 전신마취 주사를 맞은 것처럼 신체를 깊이 이완해 먹먹한 상태로 만들어야 한다. 그런 전신 이완의 바탕 위에 의식적으로 척추를 따라 오르내리며 부분 이완을 충실히 달성한다. 이렇게 심도 있는 이완을 이룬 상태에서 묵직한 느낌이나 강한 진동 현상을 척추뼈를 따라 위아래로 일으켜야 한다. 그리고는 이들 치유 반응을 최대한 더 키워 척추 전체를 기운차게 스트레칭해준다. 이런 방법을 반복하면 굳어져 있던 인대와 근육이 신비스럽게 풀려 휘어진 척추뼈가 조금씩 반듯해지는 것을 경험할 수 있다. 완전히 정상화하기까지는 상당한 시일에 걸쳐 동일한 노력을 지속해줘야 한다. 척추뼈가 다시는 굴절되지 않게 하기 위해 자율치료를 생활화해줄 필요가 있다.

● 어깨 & 관절 질환

(오십견, 석회화건염, 회전근개파열, 어깨충돌증후군, 골괴사, 신경염, 퇴행성무릎관절염, 퇴행성발목관절염, 고관절염)

어깨는 해부학적으로 복잡한 부위다. 평생 몸통과 목 및 팔의 움직임을 다양한 각도에서 받아내야 하다 보니 각종 염증과 경직 현상, 통증 등이 뒤따를 때가 많다.

이로 인한 어깨 질환은 오십견, 석회화건염, 회전근개파열 등 외에도 어깨충돌증후군, 골괴사, 신경염 등 수십 가지에 이른다. 어깨는 한마디로 병증과 통증의 집합소라 할 만하다.

이들 다양한 어깨 질병에 대해 현대의학은 대응을 세부적으로 달리하지만, 자율치료법은 포괄적으로 대처한다. 즉, 혈액순환 장애, 림프액 등 노폐물 정체, 호르몬과 신경전달물질 불균형 등의 문제를 해소하고 어깨의 면역 환경을 전반적으로 향상시키기 위해 노력한다.

이를 위해 어깨 전체는 물론이고 목 주위, 척추신경, 상반신, 나아가 전신을 충분히 이완해 진동이나 묵직한 느낌이 올라오게 하며, 이러한 반응이 몸통과 척수를 따라 오르내리다가 어깨의 병증 부위로 집합하게 한다. 이런 대응을 한 계절 심도 있게 지속해주면 웬만한 어깨 질환도 상당 부분 컨트롤된다.

나이 들어 어깨나 어깻죽지 등이 굳어지면서 팔이 위로 올라가지 않고 통증이 계속된다고 호소하는 이들이 적지 않다. 이런 환자는 자리에 눕거나 엎드려 팔을 360도 각도로 이리저리 돌리며 통증과 경직 부위를 찾아내본다. 그런 다음 그 부위에 진동이나 묵직한 느낌을 부여하는 심상법을 계속하면 문제가 해소된다.

종내에는 위로 올라가지 않던 팔이 번쩍 치켜져 올라가기도 하고, 어깨에 박혀 통증을 초래하던, 밤톨만 한 석회 덩어리가 녹아 없어져 수술적 치료가 불필요해지기도 한다.

자율치료법은 관절 질환에도 효과적으로 작용한다. 특히 나이 들어 숙명적으로 찾아드는 퇴행성무릎관절염의 완화에 많이 도움 된다.

퇴행성 관절 질환이 진행되면 관절 주위가 시큰거리기도 하고, 저리거나 묵직한 압통이 덮치기도 한다. 관절이 석회를 바른 것처럼 굳어져 다리를 펴기 힘들고, 통증으로 수면에 들기 어려워지기도 한다. 이럴 때 전신을 충분히 이완하고 문제 부위에 자율치료법을 적용한다.

지극정성으로 마음의 작업을 하면 관절 부위가 덜덜덜 떨리는가 하면, 심한 압박감이 느껴지기도 한다. 병변 부위에서 혈행이 활발해져 치유가 진행되고 있다는 신호이다. 이런 과정을 반복하면 관절 부위의 염증이 빠져 나가고 근육, 인대, 힘줄 기능이 점차 개선되며 연골의 탄력성도 일부 회복된다.

퇴행성무릎관절염 외에 퇴행성발목관절염, 그리고 팔꿈치, 엉덩이, 어깨, 척추 등의 관절 질환에도 비슷한 방법으로 대응하면 효과를 볼 수 있다.

중요한 사실은 관절 질환도 거개의 다른 질환과 마찬가지로 전신성인 경우가 많다는 점이다. 가령 무릎이나 발목 관절 질환은 심장이나 콩팥, 중추신경 등의 장애와 관련해 악화하는 수가 있다. 이 경우 치료를 위해 해당 관절 부위에만 작업하면 만족할만한 효과를 거두지 못한다. 가능한 한 원인이 된 심장이나 중추신경 등에도 묵직한 반응을 유도하고 이를 문제의 관절 부위에 진드근히 연결하는 등 전신적인 대처를 하는 게 바람직하다.

난치병 치료법

● 강직인간증후군

　신체가 점차 굳어지는 질환으로, 한번 발생하면 증상이 반복되며 악화하는 특징이 있다.

　이 병은 근육의 강직과 경련을 주요 증상으로 한다. 즉, 근육의 긴장도가 비정상적으로 증가해 몸이 뻣뻣해지며 유연성을 상실한다. 강직이 지속되면 척추 변형이 초래되기도 하고, 중추 근육이 부정적 영향을 받으며, 점차 사지 근육이 굳어지기까지 한다.

　근육 강직이 장기간 지속되면 다리 관절, 즉 고관절, 무릎, 발목 등의 경직도 초래된다. 이로 인해 움직임이 느려지며, 심할 경우 잘 걷지 못하고, 누워 지내야 하는 신세가 되기도 한다.

근육 경련은 중추 근육에서 시작돼 점차 팔과 다리로 뻗치는데, 갑작스러운 소음이나 자극에 의해 일어나곤 한다.

이 질병은 의학계에 극소수가 앓는 희귀질환으로 알려져 있으나, 사실은 그렇지 않다. 경중의 차이만 있을 뿐 많은 사람들이 이 병에 노출돼 고통 받는다.

어린이와 젊은이는 몸의 유연성이 높지만 나이 들수록 반대 현상이 나타난다. 신체가 경직되고, 거동이 불편해진다. 죽은 사람은 전신이 강직 현상을 보인다. 이렇게 볼 때 강직인간증후군은 크든 작든 인간이 피할 수 없으며, 인생의 종착역에서는 이 병의 증세가 최고조에 달한다고 볼 수 있다.

현대인의 다양한 질병이 강직과 연관돼 있다. 뇌경색은 뇌 근육, 심근경색은 심장 근육이 굳어지는 증세를 동반한다. 강직성척추염은 척추가 굳어지는 것이며, 후종인대골화증은 유연해야 할 후종인대가 골화(骨化)로 뻣뻣해지는 것이다. 척추관절질환 환자들은 흔히 병반 부위의 경직과 통증을 호소한다. 각종 신체 마비나 근육위축증, 파킨슨병, 샤르코마리투스질환, 루게릭병 등도 강직 현상과 함께 나타난다. 많은 사람들이 이렇듯 이런저런 강직성 질환에 시달리다가 마침내 심장이 굳어 사망하게 된다.

─〈자율치료〉

몸이 굳어지는 근본 원인은 순환장애이다. 혈액과 호르몬 등이 원활히 돌지 않고 일정 부위에 정체하면 그 정체 부위에 병반이 생기고 통증과 강직이 초래된다. 강직은 혈액 순환을 더욱 방해해 신체 부위를 점점 더 뭉치고 뒤틀리게 만든다. 근육이 꽈배기처럼 꼬이거나 굳어지며, 척추관절과 등판도 강직을 초래한다. 혈액 순환 방해로 근육과 뼈, 신경망 등에 노폐물이 침착하고 장기의 기능 부전(不全)으로 신체는 점점 더 강직의 마법에서 벗어나지 못한다.

신체 강직 현상을 극복하려면 무엇보다 중추신경계에 자율치료를 집중해야 한다. 우선 뇌 안으로 깊숙이 들어가 뇌를 충분히 이완하고, 자율치료 반응을 유도해야 한다. 그 과정에서 뇌 근육이 숨 쉬듯 꼬무락거리거나 묵직해지며 어떤 환희심이 올라올 수 있다. 이는 뇌 안에 정체해 있던 염증성 물질이 배출되고 신선한 혈액이 감돌기 시작했음을 의미한다. 또한 그동안 노폐물에 막혀 분비되지 못하던 도파민, 세로토닌, 가바 등의 신경전달물질과 옥시토신, 프로락틴 등 중요 호르몬이 활발히 분비돼 혈액을 타고 이동하기 시작했음을 말해준다. 이들 천연 화학물질은 부식을 막아주는 자동차의 윤활유와 같아 육체에 활력과 탄력을 부여하며 경직과 꼬임 현상을 완화해준다.

중추신경계를 자극하는 과정에서 자율신경의 안정화에 중요한 역할을 하는 원시뇌(시상, 시상하부, 중간뇌, 다리뇌, 숨뇌)를 많이 위무해줄 필요가 있다. 원시뇌는 대뇌와 척수를 이어주는 부분으로, 뒤통수 아래쪽에 자리해 있다. 이 부위에 진동, 온감, 중감 등을 유도해 그 기운을 키우면 육체의 원초적 생명력이 증대되어 강직 현상을 물리치는 데 많은 도움이 된다. 이와 함께 척수를 묵직하게 잡아주면 그 영향으로 말초신경과 장기가 안정을 이루며 병 치료에 진전이 따른다.

강직인간증후군 환자는 몸의 특정 부위, 특히 두경부와 어깨, 척추관절 등에서 뻣뻣해지는 불편감과 함께 통증을 느끼는 경우가 많다. 마치 저승사자가 다가와 그 뭉툭한 손아귀로 병반 부위를 그러쥐는 것만 같다. 그럴 때는 목, 뒷머리, 척추, 고관절 등 통증 부위에서 집중적으로 온감, 중감, 진동 등을 일으키고, 해당 부위를 좌우 또는 상하로 꺾어주는 스트레칭 자세와 함께 정성스럽게 통증을 밀어낸다. 이렇게 하여 통증과 불편감이 빠져나가면 강직 현상이 마술처럼 풀리며 신체가 편안해진다.

강직은 일단 풀렸더라도 재발하는 경향이 크다. 강직이 일어난 부위의 병든 조직이 완전히 치료되지 않았기 때문이다. 그러므로 조직이 정상화할 때까지 자율치료를 반복해줘야 한다. 노화 진행으로 인한 강직일 경우 평생 자율치료를 습관화해 주어야 한다.

● 강직성척추염

이는 주로 척추에 염증이 고착화해 강직 현상이 발생하며 움직임이 둔화하는 질병이다.

염증은 척추와 함께 엉덩이의 천장관절에도 만성적으로 침범한다. 무릎, 발목관절, 발꿈치, 발바닥, 앞가슴 뼈 등에도 염증이 나타날 수 있다.

이는 온몸을 침범해 눈 포도막염, 폐 섬유화, 대동맥판막 기능 부전, 염증성 장질환 등의 합병증도 초래할 수 있는 전신성 염증질환이다.

이 병은 약으로 완치할 수 있는 방법이 아직 없으며, 수술로도 완전한 치료가 불가능하다. 방치하면 척추가 대나무처럼 심각한 강직을 초래한다. 이로 인해 목이나 허리를 굽히는 행위가 불가능해지고, '인사도 제대로 안 하는 예의 없는 인간'이란 낙인이 찍히기도 한다. 또 등이 굽어 어정쩡한 자세를 보이는 경우도 있으며, 가슴뼈가 강직돼 가벼운 움직임에도 숨이 차는 고통을 호소하기도 한다.

〈자율치료〉

강직 현상을 해소하는 데 초점을 맞춘다. 딱딱한 바닥에서 전신을 곧게 펴고 누워 스트레칭 자세로 허리를 쭉 펴준다. 그 상태에서 허리에 중감, 진동 등의 치료 반응을 유도한다. 허리에 묵중한 느낌이 들어오거나 진동이 듬직하게 일어나면 그 힘을 앞세워 더욱 시원스럽게 위아래로 스트레칭을 한다. 이같은 작업을 날마다 생활화하면 요추와 흉추, 경추 등의 유연성이 향상돼 강직 현상이 완화하며, 척추의 염증성 물질 감소로 증상이 개선된다. 마찬가지 방법을 엉덩이뼈, 가슴뼈, 무릎, 발목관절 등에도 적용해 치료 효과를 거둘 수 있다.

가장 바람직한 치료 방향은 척추 전체에 묵직한 치료 반응을 일으켜 이를 전신의 장기와 근육, 인대, 힘줄, 관절, 뼈 등으로 확산시키는 것이다. 척수신경과 연결된 말초신경을 통해 치료 반응이 퍼지면 우선 만성염증이 줄고, 척수와 그 주변부의 세포가 재생돼 전신의 강직이 풀리며, 폐 섬유화, 대동맥판막 기능부전, 염증성 장질환 등의 합병증도 완화될 수 있다.

● 견갑골이상운동증

이는 어깻죽지 뒤쪽, 견갑골(어깨뼈) 부위의 병변으로 주변 근육과 어깨, 목 등에 통증 등 불편한 느낌이 초래되는 질환이다.

견갑골은 역삼각형 모양의 넓적한 뼈다. 이 뼈와 연결된 근육에 염증이 있거나, 같은 뼈 안쪽이 노폐물로 막히거나 뭉쳐 있는 등 병변이 생기곤 한다. 이런 병변으로 인해 팔이 자연스럽게 올라가거나 전후좌우로 돌아가지 않으며, 팔을 움직일 때마다 통증이 뒤따르곤 한다.

환자는 외견상 양쪽 혹은 한 쪽으로 '라운드 숄더(어깨가 앞으로 둥글게 말린 형태)'를 보이는 경우가 많다. 증세가 심하고 한 쪽에만 증상이 있을 경우 육안으로도 정상인 다른 쪽과 쉽게 구분할 수 있다. 천정을 정면으로 바라보고 바닥에 누웠을 때 어깻죽지가 바닥으로부터 손바닥 하나 두께로 두터워진 느낌이 들기도 한다. 이렇게 외관상 기형이 아니더라도 이 질환은 어깻죽지 안쪽에서 아린 느낌을 초래해 환자를 괴롭힌다.

이 질환은 4차선 교차로가 밀려든 차량으로 인해 꽉 막힌 것에 비유될 수 있다. 교차로가 혼잡하면 전후좌우의 도로 상황도 혼란스러울 수밖에 없다. 운전자들이 우왕좌왕하고, 시간에 쫓기는 승객들이 짜증을 낸다. 이같은 도로 동맥경화가 해소되지 않으면 사회문제가 되듯, 견갑골 이상 운동증도 제때 치료하지 않으면 복잡한 문제들을 야기한다.

견갑골은 심장과 폐로 통하는 주요 경혈 자리다. 따라서 이곳의 막힌 증상은 폐나 심장의 기능에 부정적 영향을 미치기 쉽다. 즉, 심장 박동이 느려지거나 관상동맥이 손상되는 일이 발생할 수 있다. 폐에서는 가래와 결절 등이 생겨날 수 있다. 나아가 옆으로 팔과 손, 아래로 몸통과 다리, 위로 어깨와 목, 뇌 등에 이르기까지 광범위하게 여러 질환들이 파생되는 원인을 제공할 수 있다. 견갑골 이상이 폐에 염증을 초래하고, 폐의 염증이 위로 올라가 뇌종양을 일으키는 것이 대표적인 사례다.

불량한 자세나 운동 부족 등이 주원인이며, 혈액순환 장애가 증세를 더욱 악화시킨다. 편안한 자세로 엎드려 구부러진 어깨를 펴주는 등의 노력과 함께 다음의 방법을 병행하면 증상 개선에 도움 될 수 있다.

〈자율치료〉

바닥에 반듯이 누워 전신을 이완하고, 병반이 있는 쪽의 견갑골 깊숙한 곳을 재차 충분히 이완한다. 몸이 풀리고 의식이 가물가물해지는 것을 느끼며 병반 부위에 온감, 중감, 진동 등을 유도한다. 이들 치료 반응이 서서히 올라와 병반 부위를 묵직하게 잡아주면 그 힘을 바탕으로 통증을 진드근히 밀어낸다. 그러면 염증이 빠져 나가면서 아린 느낌이 시나브로 약화된다.

다음으로 팔을 천천히 360도로 돌리면서 병반 부위를 찾아낸다. 각도가 달라질 때마다 견갑골과 어깻죽지 부위에서 이런저런 통증들이 확인될 수 있다. 그러면 자율치료 반응으로 그런 통증들을 감싸 위무하고, 적절한 상황에서 이를 다시 밖으로 밀어낸다.

통증은 한두 번의 자율치료로 말끔히 해소되지 않는다. 묵은 염증이 깊이 박혀 있거나 조직이 많이 손상된 경우 더욱 그렇다. 팔을 돌려 각도를 달리 하다보면 부지직, 혹은 우지직 하는 소리가 들릴 수 있다. 이는 이 질환으로 견갑골 연결 근육이나 근막, 힘줄 등이 크게 손상됐음을 나타내는 징표다. 이 경우 자율치료를 상당히 긴 기간 지속해주어야 이상한 소리가 더 이상 들리지 않으며 병반 부위가 정상화할 수 있다.

때로는 경추 7, 8번 돌출 등으로 인한 목디스크가 견갑골 안팎에 예리한 통증을 가져올 수 있으므로, 이 경우 디스크를 다스려 문제를 해결해야 한다. 상당한 인내심과 정성으로 자율치료를 지속하면 이 질환으로 파생된 팔, 다리, 목, 뇌 등의 부정적 증상들도 많이 개선할 수 있다.

견갑골에 이상이 있다고 해서 그 부분에만 치료를 국한해서는 안 된다. 관련 부위, 이를 테면 경추, 흉추, 허리, 어깨, 목 등에 어떤 불편감이나 통증, 경직 현상 등이 있는지 확인하고 그 경우 이들을 함께 해소해야 한다. 이들 증상이 견갑골이상운동증과 연관돼 있을 수 있다. 때로는 견갑골 질병이 다리관절 등에까지 악영향을 미치기도 한다. 이 경우 다리관절과 견갑골 부위를 연결해 위무해줘야 소기의 치료 효과를 달성할 수 있다.

● 경피증

신체가 굳어지는 질환으로, 콜라겐이 지나치게 축적돼 피부가 두꺼워지거나 장기의 기능에 장애가 수반된다. 처음에는 손가락을 비롯한 손, 팔, 발, 얼굴 등이 붓다가 점차 피부가 두꺼워지고 딱딱해져 손을 쥐기 힘들어진다. 심하면 피부가 검게 변하기도 한다.

피부 외에 관절 통증이 따르기도 하고, 식도 운동장애로 음식물을 삼키기 어려워지기도 한다. 심장에 염증과 근육 경직이 초래돼 가슴 통증이 나타날 수도 있다. 폐에 병이 진행되는 경우 조직이 굳어지는 폐섬유화를 일으킨다. 병이 콩팥을 침범하면 혈뇨, 단백뇨, 조절이 잘 안되는 고혈압, 급성신부전 등을 부르기도 하는 위험한 질병이다.

이 질병 환자의 95%가 레이노증후군 유경험자이다. 레이노증후군은 추위나 스트레스로 손가락, 발가락, 코끝, 귓불 등에 혈액순환이 안되고, 이로 인해 이들 부위가 창백해지거나, 푸르거나, 불그레해지는 병이다. 전반적으로 볼 때 경피증은 혈액순환 장애와 염증 집적을 특징으로 하는 자가면역질환이라 할 수 있다.

〈자율치료〉

이 질환 치료를 위해 마음으로 전신을 관(觀)하여 근육의 긴장을 이완하고, 막히거나 뭉친 부위를 뚫어주는 작업이 중요하다. 이렇게 하면 손, 발 등 신체 말단 부위까지 혈관이 확장돼 혈액이 잘 공급되면서 증상이 완화하게 된다. 또 신체가 조화를 회복하면서 혈뇨, 단백뇨, 식도 장애 등이 사라지고 혈압이 정상으로 조절된다.

이와 함께 경화가 일어난 심장이나 폐섬유화 부위에 집중적으로 자율치료법을 적용한다. 굳어진 심장과 폐는 상당 시일에 걸쳐 전신과 해당 부위에 깊은 위무 작업을 해주어야 한다. 전신진동과 부분진동, 중감 부여 등을 반복적으로 실행하면 줄기세포가 심장세포, 폐세포 등으로 분화해 죽은 세포를 대체해주며 증상이 개선된다.

● 골다공증

골다공증은 뼈의 밀도가 낮아지고 강도가 약해져 구멍이 숭숭 뚫린 것처럼 된 상태다. 이렇게 되면 활동하다가 넘어져 골절이 되기 쉽다.

골절은 모든 뼈 부위에서 일어날 수 있지만 주로 손목뼈, 척추, 고관절, 발목 등에서 발생한다. 골다공증 환자는 약해진 뼈로 인해 골절이 생기면 사고 이전 상태로 되돌리기 어렵다. 치료도 오랫동안 받아야 한다. 노인은 누워 있다가 근육량이 눈에 띄게 감소하며, 이런저런 합병증으로 사망하게 된다.

이 병은 나이 들면서 장에서 칼슘 흡수 기능이 떨어져 뼈에 무기질이 충분히 침착하지 못하는 것이 주요인이다. 여성은 폐경에 의한 여성호르몬 감소로 골밀도가 급속히 감소하는 것이 또 하나의 주된 원인이다. 따라서 평소 칼슘 흡수량과 여성호르몬 분비량을 늘리려는 노력이 수반돼야 한다.

마늘이나 멸치 등 칼슘 공급에 좋은 식품 섭취와 함께 적당한 햇볕 쬐기로 비타민D를 공급받는다. 비타민D는 장에서 칼슘 흡수와 뼈의 무기질 침착에 중요한 역할을 하므로 이의 흡수에 신경 써야 한다. 체중이 부하된 운동을 통해 뼈를 강화해 골량의 감소를 막는 일도 중요하다.

---〈자율치료〉────────────────

장의 흡수 기능을 더욱 높이기 위해 복부 깊숙이 중감이나 진동 등을 유도해 본다. 일정 기간 이 수련을 반복하면 복부에 묵직한 기운이 자리 잡아

장의 기능이 전반적으로 향상되고 칼슘 흡수량이 증가한다. 또 여성호르몬 분비량도 늘어난다. 상당한 시일에 걸쳐 이 작업을 지속하면 골밀도와 골강도가 높아져 골다공증 증세가 완화된다.

골다공증 환자가 자율치료에 익숙해지면 전신진동이 머리부터 발끝까지 흐르는 경우가 발생한다. 이때는 입고 있던 옷이 출렁거릴 정도로 심한 반응이 일어나기도 한다. 이는 전신의 골수 깊숙한 곳에서부터 치유 에너지가 감격스럽게 올라오고 있다는 증거다. 이를 반복하면 뼈의 충실성이 향상돼 증상을 상당 부분 개선할 수 있다.

● 공황장애

갑작스럽게 나타나는 극단적인 불안 증상이 주요 특징이다. 이 병이 시작되면 곧 죽을 것 같은 극도의 공포감과 함께 심장이 터질 듯 강하게 뛰곤 한다. 가슴이 답답하거나 흉통이 따르며, 호흡이 어렵고 땀이 나기도 한다. 메스꺼움과 함께 현기증이 느껴지거나 복부 불편감이 동반되고, 다리가 후들거리거나 질식할 듯한 느낌이 덮치기도 한다. 실제 일부 환자는 공황발작으로 실신에 이르기도 한다.

공황발작이 시작되면 보통 몇 분 안에 증상이 최고조에 이르고, 20~30분 지속되다가 정상으로 돌아온다. 하지만 계속 재발하는 질병이어서 환자는 두려움 속에 살아갈 수밖에 없다.

상당수 환자들이 증상 발생 전 스트레스를 겪는 것으로 보아 감정적 상처 등으로 인한 스트레스가 한 원인으로 지목된다. 최근에는 뇌 기능과 그 구조의 이상도 또 다른 원인으로 밝혀졌다. 즉 가바, 세로토닌, 노르에피네프린 등 신경전달물질 시스템 이상이나 측두엽, 전전두엽 등 뇌 구조 이상 등이 문제를 일으키는 것으로 알려진다.

─〈자율치료〉─

스트레스를 차단하는 것이 공황장애 치료를 위해 중요하다. 뇌 기능과 그 구조의 이상도 오랜 시간 스트레스가 쌓여 신체 조직이 손상을 입은 결과일 수 있다. 또는 선천적으로 디엔에이(DNA)를 잘못 타고났거나, 후천적으로 외과적 상처를 입은 것이 문제를 초래했을 수 있다.

이 장애를 가져오는 스트레스는 '맹수'에 비유될 수 있다. 맹수가 연속적으로 덮치면 사람은 속절없이 당한다. 또한 사람의 몸이 숲이라면, 공황장애 지닌 몸은 '황폐한 숲'이다.

처음 맹수 한두 마리가 등장했을 때 숲은 싱그러움을 유지한다. 그러나 여러 마리가 반복해서 나타나 내달리면 먼지가 날리고, 초목이 망가져 바닥에 깔린다. 맹수들이 자주 다니는 길은 더 평평해 그들이 찾아오는 데 익숙하다. 거기다 기후마저 건조하면 숲은 메마른 땅이 된다.

이는 스트레스로 신체 조직이 손상을 입는 기전이다. 맹수들의 끊임없는 출몰은 이렇듯 신체, 특히 뇌를 황폐하게 만든다. 그러나 이렇게 망가진 땅도 맹수들이 사라지고 은혜의 단비가 촉촉이 내리면 다시 초록색을 되찾는다.

연속해서 덮치는 스트레스를 몰아내고 고장난 신체 조직을 복원하기 위해서는 육체를 마음으로부터 최대한 분리해야 한다. 근심, 걱정, 공포감으로 가득한 의식을 죽여, 복잡한 의식이 더 이상 몸을 지배하지 못하게 하는 것이다.

죽을 것 같은 공포감은 '저승사자'가 출현한 것과 유사하다. 저승사자의 검고 육중한 손아귀가 뒷머리와 목, 어깨 등을 조여 오는 것만 같다. 그러나 이 저승사자는 엄밀히 말하면 내가 만든 가짜에 불과하다. 가짜가 진짜처럼 행세해 나를 죽일 것처럼 짓누르고 있는 것이다.

저승사자의 무서운 손아귀에서 벗어나기란 사실 쉽지 않다. 그러나 똘망똘망한 의식으로부터 육체를 차단하는, 순간적으로 용맹한 생각이 현실의 괴롭고 무거운 상황을 반전시킬 수 있다. 그러기 위해서는 때로 육체에 대한 마음의 집착을 과감히 끊어내는 마음가짐도 요구된다.

맹수는 진짜지만 저승사자는 허상이다. 저승사자는 스트레스나 스트레스 등으로 파괴된 뇌 조직이 본인의 의지와 상관없이 출현시킨 정신적 병리현상이다.

자율치료에 집중해 이를 여러 날 지속하는 행위를 반복하면 손상된 뇌조직이 치료되고 뇌 기능이 복구된다. 이는 묵직하고 뜨끈한 기운, 활기찬 진동 현상 등이 치유의 약이 되어 탁기(濁氣)를 밀어내고, 파괴된 조직을 시나브로 재생하기 때문이다.

자율치료는 파괴된 신체의 다양한 조직 가운데 특히 뇌신경망을 잘 복구하는 특징이 있다. 뇌의 물리적 구조와 기능적 구조를 긍정적으로 변화시켜 신경가소성(neuroplasticity)을 향상시킴으로써 숲의 원형을 되찾아준다. 신경가소성이란 성장과 재조직을 통해 뇌가 스스로 신경회로를 개선하는 능력을 말한다. 또한 자율치료는 충분한 이완요법으로 스트레스를 거둬내 호랑이가 더 이상 출몰하지 못하게 도와준다. 이와 같이 하면 저승사자의 손아귀도 어느 틈에 사라져 죽음의 공포에서 벗어날 수 있다.

저승사자의 손길이 한 방향에서 들어오면 자율치료 반응을 육중하게 일으킨 다음 그와 반대되는 방향으로 밀고 들어와 대응하면 된다. 이렇게 하여 저승사자의 접근을 물리칠 수 있다. 이와 같은 긍정적 결과를 얻기 위해서는 자율치료의 고수가 돼야 한다.

● 관절류머티즘·루푸스

관절류머티즘은 만성 염증성 자가면역질환이다. 육체적, 정신적 스트레스 후 염증이 생겨 발병하기 쉬우며 여성에게 많이 나타난다. 주로 손과 손목, 발과 발목 및 무릎관절에 증상이 나타나며 팔꿈치, 턱관절, 경추에도 침범하고 주요 장기를 공격하기도 한다.

관절을 감싼 활막에 염증이 생기면 관절이 붓고 통증이 발생한다. 염증이 지속되면 염증성 활막 조직들이 점차 자라나 뼈와 연골에 파고들고, 이로 인해 관절의 모양이 변형되며 움직임에 장애가 따른다. 손발가락이 흉하게 구부러지거나, 퉁퉁 부어 주먹을 꽉 쥐기 어렵거나, 무릎이 잘 굽혀지지 않고 압통이 따르는 경우 이 질병일 가능성이 높다. 염증이 전신에 침범해 열이 오르거나, 체중이 감소하기도 하고, 호흡곤란이나 쇠약감이 따르기도 한다.

증세가 심할 경우 마치 바늘 뭉치가 몸을 휘젓고 다니기라도 하듯 전신에 통증이 감돌아 눈물을 삼켜야 한다. 적극적으로 치료하지 않으면 수년 내에 폐나 심장 등 주요 장기를 침범해 수명이 단축되는 결과도 초래한다.

루푸스도 면역계 이상으로 발생하는 자가 면역 질환이다. 외부 항원을 방어해야 할 면역세포가 오히려 자기 몸을 공격해 피부 등 전신에 염증 반응을 일으킨다.

이 질환도 관절류머티즘처럼 각종 관절 증상을 불러온다. 특히 환자의 75% 이상이 관절 통증을 호소한다. 관절 병증은 인대, 힘줄, 활막 등 관절 조직의 변화로 손가락이 심하게 구부러지는 등 기형을 유발한다. 또 25~75%의 환자에서 신장 기능 저하가 수반되며 3분의 2의 환자에게 우울증, 정신병, 기억력 장애 등 정신신경 증상이 뒤따른다. 폐, 심장, 콩팥, 위장관 등 다른 장기를 침범해 심근경색이나 흉막염 등을 촉발하기도 한다.

───〈자율치료〉───────────────────

증상이 악화했을 때는 관절을 쉬게 하면서 스트레스를 풀어야 관절류머티즘의 염증을 가라앉힐 수 있다. 자율치료법으로 신체 여기저기에 트라우마처럼 박힌 스트레스를 양파 껍질 벗기듯 몰아낼 수 있다. 전신을 대상으로 한 자율치료법을 시도하면 온몸에 찜질하듯 뜨끈뜨끈한 느낌이 감돌거나, 군데군데가 꼬무락거리거나, 묵직한 느낌이 신체를 관통할 수 있다. 스트레스가 통제돼 염증이 밀려나면서 면역계 기능이 정상을 되찾고, 치료가 속도를 내는 시간이다.

특히 붓거나 뻣뻣해져 통증이 심한 관절 부위에 이 치료법을 집중하면 치료 효과가 배가될 수 있다. 경이로운 치유 에너지가 전신과 병변 부위를 오가며 질병을 밀어내게 하는 방법이다.

루푸스도 관절류머티즘과 같은 방법으로 자율치료를 시도하면 긍정적인 치료 효과를 얻을 수 있다.

● 근막통증증후군

근막(근육을 둘러싼 얇은 막)에 단단한 띠 형태의 통증유발점이 생기고, 이로 인해 신체의 다른 부위에 압통점(연관통 부위)과 각종 자율신경 증상이 나타나는 질환이다.

압통점은 목, 어깨, 위팔, 허벅지 등에 생긴다. 그래서 흔히 '목, 어깨가 뻐근하며 뒤통수가 당긴다'는 증상을 호소한다. 압통점과 자율신경 증상은 통증유발점으로부터 척수로 들어가는 여러 신경섬유가 자극을 받아 발생한다.

통증유발점은 근육에 스트레스가 가해지거나 근육이 너무 긴장해 발현된다. 즉, 스트레스나 긴장으로 조직이 손상되거나 세포의 칼슘 농도 조절에 이상이 생기는 것이 원인이다. 또 스트레스 등으로 근육이 위축되고 그 부위에 대사산물이 쌓여 혈관이 압박 받으면 피 흐름이 감소하는데, 이 또한 통증유발점 형성에 기여한다. 긴장 상태가 장기간 지속되거나, 근육을 지나치게 사용하거나, 정신적 스트레스가 계속 덮칠 경우 통증유발점이 확대되고 더 단단해지며, 그로 인해 연관통이 심해지는 등 증상이 악화할 수 있다.

근육에 지속적으로 스트레스가 가해지거나 근육이 너무 긴장하는 것은 ▲불량한 자세 ▲신체의 비대칭 불균형(둥글게 굽은 어깨, 마비 등으로 인한 두 다리의 길이 차이, 골반 불균형 등) ▲비정상적인 걸음걸이 ▲신체 과부하 ▲각종 척추질환 등의 탓이다.

증상 완화를 위해 체형을 바르게 하고, 불량한 자세와 비정상적 걸음걸이를 교정하는 등의 기본적 노력이 요구된다.

근막의 통증유발점과 척수로 들어가는 신경섬유, 압통점 등을 대상으로 실시한다. 먼저 깊은 이완 과정을 거쳐 근육이 뭉친 통증유발점으로 다가간다. 그곳에서 자율치료 반응을 일으켜 그 힘으로 위축된 근육을 풀어주고 축적된 대사산물을 밀어내 혈행을 개선한다.

이와 함께 척수로 들어가는 신경섬유를 온감, 중감, 진동 등의 치료 반응으로 위무해 자극이 사라지도록 한다. 이렇게 하면 신경섬유가 압박에서 벗어나 통증유발점으로부터 압통점으로 이어지는 통증 연결고리가 차단된다.

마지막으로 목, 어깨, 허벅지 등의 압통점을 면밀히 찾아내 자율치료 반응을 유도하고, 그 힘으로 통증을 진드근히 밀어낸다. 전신에 동시다발로 치료 반응을 일으켜 통증유발점, 신경섬유, 압통점 등에 묶음으로 대응하면 더욱 효율적이다.

이렇게 하면 원인이 다시 제공되지 않는 한 근막통증증후군 증상을 원천적으로 물리칠 수 있다. 압통이 재발하지 않으며 발한, 눈물, 콧물, 이명 등의 각종 자율신경 증상들도 더 이상 고개 들지 못한다.

● 근육긴장이상증

지속적인 근육 수축으로 본인 의지와 상관없이 몸의 일부가 꼬이거나, 반복적으로 움직이거나, 비정상적 자세를 보이는 질환이다. 이 병에 걸리면 흔히 목과 머리가 한쪽으로 돌아가며, 손이나 몸통이 뒤틀리고, 눈꺼풀 수축으로 눈이 감기는 등의 기능 장애가 나타난다.

원인은 두 가지다. 첫째는 근육의 수축과 이완을 조절해 근육 안정을 도모하는 중추신경계의 이상이다. 중추신경계 중 특히 뇌신경계가 유전자 돌연변이나 각종 뇌질환으로 손상을 받았을 때 이런 증세가 생겨난다. 둘째, 계속된 긴장감과 간 기능 약화 등으로 근육 세포막에 통증과 염증이 생기고, 이로 인해 근섬유가 괴사와 퇴행을 반복하는 것도 이 질병을 부를 수 있다.

현재까지 서양 의학적 방법으로는 이 질병을 근본적으로 치료할 수 없다. 다만 어린이 환자에게 도파민을 투여해 호전시키는 경우는 있다. 병원에서는 병 진행 속도를 늦추고 부작용과 합병증을 조절하기 위한 지지요법 등을 실시하고 있을 뿐이다.

〈자율치료〉

뇌신경계의 안정과 간 및 대장 기능 활성화가 이 난치병 치료의 핵심 사항이다.

중추신경을 대상으로 자율치료를 심도 있게 구사하면 병을 다스릴 수 있다. 특히 인체의 생명을 주관하고 본능적 치료를 돕는 원시뇌(시상, 시상하부 및 뇌하수체)와 간뇌(중뇌, 다리뇌, 숨뇌)를 묵직하고 뜨뜻한 자율치료 반응으로 계속 위무해주면 뇌손상이 치료되고 돌연변이 유전자의 활동이 억제돼 증상이 개선될 수 있다. 뇌와 척수에 이어 전신으로도 자율치료를 확산시켜 말초신경을 전반적으로 다스리고, 위축된 근육과 외적으로 뒤틀린 신체 부위를 정성껏 풀어주면 효과가 나타난다. 이는 말처럼 쉬운 일은 아니다. 관건은 자율치료법을 잘 익혀 일정기간 이를 얼마나 지극한 정성으로 적용하느냐에 달려 있다.

자율치료로 간을 중심으로 한 복부와 간으로 연결되는 흉추신경을 함께 잘 다스려주면 간의 염증 해소 능력이 향상돼 세포에 침윤한 염증을 완화할 수 있다. 대장에는 염증을 사라지게 하고 면역 조절자 역할을 하는 미생물이 많이 산다. 그러므로 복부를 다스리는 과정에서 대장을 시시때때로 묵직하게 잡아주면 좋다. 이렇게 하여 전신의 염증이 줄어들면 근육의 위축과 괴사 현상이 감소해 근육 안정이 도모되며 증세가 약화할 수 있다. 평생 치료하고 관리한다는 생각으로 자율치료법을 생활화하는 것이 이 질병의 치료와 예방을 위해 중요하다.

● 난치성 무좀

발가락, 손가락 끝까지 혈액이 잘 돌게 하는 것이 난치성 무좀 치료의 핵심이다.

손가락, 발가락은 인체의 말단 부위여서 혈액이 원활히 미치지 못하는 경우가 많다. 혈액 속의 백혈구는 외부로부터 침입한 세균에 대항하는 우리 몸의 전사(戰士)다. 전사들이 없거나 그 숫자가 적으면 침입한 무좀균이 번성하기 쉽다. 양약으로 퇴치해도 얼마 못 가 증상이 재발하며 난치성 발톱무좀 등으로 고착화되기 쉽다.

──〈자율치료〉────────────────────

발가락, 손가락 등에 국소적으로 이 치료법을 적용해 효과를 보기란 쉽

지 않다. 우선 상·하복부나 척수신경 등에서 묵직한 기운을 일으켜 온양(溫
養)하고, 이를 팔다리와 손발 끝으로 정성스럽게 보내는 것이 효율적이다.

혈액이 손발가락으로 쭉쭉 보내지는 것을 즐기다가 일정 시점에 스트레
칭하듯 팔다리와 손목, 발목 등의 관절을 적당히 꺾어준다. 이렇게 하면 염
증성물질과 탁기가 빠져 나가고 싱그러운 혈액이 병변 부위를 지배한다.

이렇게 하면 결국 백혈구의 왕성한 활동으로 무좀균이 힘을 잃는다. 이
를 매일 반복하고 그후에도 6개월 이상 지속하면 고질적이던 손발톱무좀
도 퇴치돼 재발하지 않는다.

● 다발성경화증

몸에서 국소적으로 얼얼하거나 화끈한 느낌, 바늘로 찌르는 듯한
감각 이상을 초래하는 질환이다. 혹은 한쪽 팔다리나 얼굴이 마비되
기도 하고, 양쪽 다리가 마비되는 경우도 있다. 몸통과 양쪽 팔다리가
마비되는 환자도 있다. 균형감각을 잃어 자주 넘어지거나 어지럼증을
호소하기도 한다.

소변을 자주 보는 증상이 따라다니기도 하며 전립샘비대증처럼 절
박뇨, 절박요실금, 잔뇨감 등이 느껴지기도 한다. 대변을 참지 못하고
보는 변실금이 초래되기도 한다. 인지 장애나 성기능 장애, 우울증 등
을 호소하는 환자도 있다. 시신경 염증으로 시야가 혼탁해지거나 한
개의 사물이 둘로 보이는 복시가 나타나기도 하고, 심한 경우 아예 시
력을 잃기도 한다.

이런 증상은 뇌나 척수 등 중추신경계에 염증세포가 침투해 발생한다. 즉 염증으로 신경의 수초가 손상되고 이것이 신경 자극 전달을 방해해 근육과, 감각 기관, 눈 등 다양한 부위에서 증상이 발현되는 것으로 추정된다. 병원에서 명쾌한 해결책을 제시하지 못하는 만성 신경 면역계 질환이다.

─〈자율치료〉─

자율치료법에서는 뇌나 척수에서 묵직한 느낌이나 진동 등을 유도할 것을 권한다. 간절한 마음으로 유도하면 실제로 그런 느낌이 길어 올려진다. 이같은 기운을 중추신경 전체로 뻗치게 하고 이를 바탕으로 병소 부위, 나아가 전신에까지 긍정적 에너지를 확산시킬 수 있다.

이렇게 몇 차례 자율치료법을 실행하면 세월이 오래돼 심하게 굳어진 마비증이나 실명 증상 외에는 대부분의 증상이 개선된다. 이 질병은 일단 치료됐더라도 반복해서 발생할 수 있으므로 평소 중추신경계를 잘 다스려 예방해줄 필요가 있다.

● 대퇴골두무혈성괴사증

이 병에 걸리면 대퇴골 맨 윗부분(대퇴골두·엉덩이뼈와 맞닿는 부위)이 썩어 들어가 걸을 때마다 통증이 초래되며 삶의 질이 크게 훼손된다. 증세가 심할 경우 병원에서는 괴사한 뼈 부위를 잘라내고 인공뼈로 대체하는 큰 수술을 시행한다.

괴사의 원인은 문제 부위에 혈액이 돌지 않는 것이다. 피가 공급되지 않으니 염증이 쌓여 석회화되고 그 부위가 점점 썩어 나간다. 자율치료법으로 혈액이 잘 순환되게 하면 증상은 차츰 호전된다.

──〈자율치료〉────────────────────────────────

대퇴골두 부위에 부분적으로 이 치료법을 적용하거나, 전신에 자율치료를 작동시켜 문제 부위로 기혈을 몰고 들어간다.

이 방법을 한동안 정성껏 반복하면 혈액을 따라 호르몬과 산소와 영양소가 공급되어 괴사한 부위의 세포가 재생된다. 자연히 통증이 개선되고 보행이 예전처럼 자유로워진다.

● 마비

신체 마비는 증상 발현 부위에 따라 사지마비, 하반신마비, 편측마비, 안면마비 등 다양하며 뇌성마비, 소아마비, 뇌경색에 의한 마비 등도 있다. 주로 뇌나 척수, 말초신경 등 신경계 손상이 원인이 돼 발생한다.

갑자기 팔다리의 감각이나 운동 기능이 상실됐을 때, 혹은 입이 돌아가거나 안면 근육이 움직이지 않을 때 환자는 당황할 수밖에 없다. 인생의 계단이 무너진 것 같다. 무너진 계단 앞에서 절망한 환자에게 현대의학이 해줄 수 있는 조치는 제한적이다.

자율치료도 신체 마비를 속 시원히 해결하지는 못한다. 특히 뇌성

마비나 소아마비 환자처럼 성장 과정에서 신체 발육이 지체되거나 경직이 고착화한 경우는 치료가 어렵다. 그러나 마비가 발생한지 얼마 안됐을 경우 적극적인 대처로 운동 및 감각 기능을 상당 부분 되살릴 수는 있다.

〈자율치료〉

뇌와 척추 등 중추신경의 병변을 해소하는 일이 중요하다.

척추나 뇌의 손상 부위에 따라 신체 마비 부위가 다르다. 넷째나 여섯째 경추가 손상되면 사지마비가 올 수 있다. 여섯 번째 흉추나 첫 번째 요추를 다치면 하반신이 마비되곤 한다. 이런 상태의 환자들은 해당 부위에 자율치료를 집중해 줘야 한다. 뇌 손상이 원인인 경우 뇌 안에, 말초신경 손상이 원인인 경우 관련 손상 부위에 자율치료를 집중한다.

마비는 중추신경을 따라 매우 묵직한 느낌이나 뜨뜻한 느낌, 강도 높은 진동 등을 일으켜 운용해야 개선될 수 있다. 몸이 마비됐다는 것은 뇌나 척수의 관련 부위가 그만큼 심하게 손상됐다는 것과 같다. 따라서 자율치료법을 정확히 구사하기만 하면 손상된 정도에 비례해 강도 높은 치료 반응이 저절로 올라오게 된다.

이들 치료 반응을 최대한 온양해 그 힘으로 손상된 부위를 치료하면 된다. 즉 뜨끈뜨끈하게 감쌀 수 있고, 무지근하게 마사지할 수 있으며, 힘센 진동으로 막힌 부위를 뚫을 수도 있다. 때로는 치료 반응을 수단으로 중추신경의 압력을 풀어주는 감압술(減壓術)도 시행할 수도 있다. 그 과정에서 마비된 팔다리가 번쩍 올라가거나 좌우로 움직이기도 한다.

일정 기간 이같은 치료 행위를 반복하다 보면 손상 부위의 신경과 근육

조직이 점차 복구돼 마비가 시원스럽게 풀리는 결과가 생겨나기도 한다. 일반인에게는 기적으로 비치겠지만 자율치료의 세계에서는 자연스러운 결과일 뿐이다.

마비가 치료된 사람 중 일부는 훗날 다시 경직 현상이 올 수도 있으므로 틈틈이 자율치료를 생활화해 다시 불행에 빠지는 일이 없도록 해야 한다. 한번 마비 현상을 겪은 데다 평소 구역, 구토, 두통 등이 반복되는 사람은 더 위험할 수 있으므로 주의할 필요가 있다.

● 만성두통

만성두통의 원인은 대체로 다음 몇 가지다.

첫째, 편두통이다. 편두통은 주로 머리 한 쪽에서 시작해 맥박 뛸 때와 같은 박동으로 욱신거리듯 다가온다. 때로는 조이거나 터질 듯한 느낌으로 괴롭히기도 한다. 일단 시작되면 몇 시간에서 2~3일간 지속되며, 속이 메스껍거나 토하기도 한다. 불면증이나 주위 소음, 스트레스, 과로, 머리 손상, 하악 관절 장애 등이 이를 촉발하는데, 특히 교감신경이 예민한 젊은 여성에게 자주 발생한다. 진통제만으로는 잘 낫지 않으며 오래 되면 만성두통으로 이환된다.

둘째, 긴장형두통이다. 이는 스트레스나 심한 피로감 등으로 뒷머리와 뒷목이 뻐근하게 조이는 느낌으로 다가온다. 책임 있는 위치에서 스트레스를 많이 받는 중장년층에 주로 나타나며, 오래되면 역시 만성 두통으로 자리 잡는다.

셋째, 군발두통이다. 이는 결막충혈, 눈물, 코막힘, 콧물, 땀 등이 동반되는 심한 두통으로 집단적, 주기적으로 다가온다. 얼굴의 감각을 담당하는 삼차신경과 관련된 신경혈관계가 활성화하면서 이로 인해 통증이 생겨난다. 중추신경 내부의 병변도 군발두통 발병과 관련 있는 것으로 알려져 있다. 이 역시 일부가 만성 두통으로 진행한다.

이렇게 하여 발생하는 만성 두통은 때로 귀신의 장난처럼 가혹한 결과를 초래한다. 병변 부위가 찢어져 나갈 듯 아프기도 하고, 심지어 20~30년 간 쫓아다니며 괴롭히기도 한다. 불면증이나 과로 등 직접적 원인을 피하고 스트레스 등으로 긴장된 뒷머리, 목, 뇌 등의 근육을 풀어주어야 한다. 특히 교감신경과 삼차신경, 중추신경 등을 안정화하는 조치가 이의 치료를 위해 중요하다.

넷째, 장기의 병변이 만성 두통을 초래할 수 있다. 오랫동안 소화기관이 무력화한 사람은 미네랄과 비타민 등의 영양소를 제대로 흡수하지 못하고 반대로 염증과 노폐물을 양산한다. 미네랄과 비타민이 뇌로 올라가 면역환경을 좋게 해야 하는데 그러지 못하고 반대로 노폐물이 몸안을 돌다가 뇌로 올라간다. 이렇게 하여 뇌의 면역환경이 악화하면 만성두통 등 각종 뇌질환의 원인이 된다. 이런 만성두통은 뇌 간진동만으로는 잘 해결되지 않는다. 소화기관을 잘 다스려 예방, 치료해야 한다.

심장이나 간장, 신장 등에 염증이 지속되는 경우도 뇌에 악영향을 끼칠 수 있다. 마찬가지로 폐에 오랫동안 가래가 끓거나 비염이 장기화했을 경우 머리가 부정적 영향을 입어 만성 두통이 따라다닐 수 있다.

깊은 이완 단계를 거쳐 두경부에 진동이나 중감 등을 불러일으키는 것이 만성 두통 해소에 효과적이다. 이 작업을 지성으로 실행하면 뇌 안에 묵직한 느낌이나 꼬무락거리는 현상이 일어날 수 있으며, 그 영향으로 뇌 안의 혈액순환 정체가 풀린다. 혈액이 선순환하면 염증이 빠져나가고, 염증에 눌려 있던 신경망이 복구되면서 통증이 마술같이 풀릴 수 있다. 목 안팎과 뒷머리 부위에서도 무언가가 시원스럽게 풀려, 저절로 미소가 감돌게된다.

자율치료법으로 상당기간 위, 소장, 대장 등을 위무해주면 이들 장기의 소화흡수 기능과 생태계가 정상화하며 머리 부위에도 긍정적 영향을 끼쳐 만성 두통을 근원적으로 해결할 수 있다. 심장, 폐 등에도 같은 작업을 하여 염증을 원활히 배출함으로써 비슷한 효과를 거둘 수 있다.

한편 근막동통증후군, 측두동맥염, 뇌종양, 뇌출혈, 뇌수막염 등이 만성 두통으로 연결될 수도 있는데 이 경우 해당 질병을 치료해야 하므로 두통 해결이 간단치 않지만, 자율치료법 적용으로 일부라도 상황을 호전시킬 수 있다.

● **만성요통**

요통은 잠시 발생했다 사라지면 별문제 아니지만, 만성화하면 얘기가 달라진다. 부실한 기둥의 집처럼 신체 중심이 불안정한 상태로 살아야 하니 여간 힘든 게 아니다. 특히 나이 들어 퇴행성 척추질환으로 인한 만성요통에 시달리는 이들이 많은데, 적절히 다스리지 않으면 인생이 고통의 연속이다. 통증은 주로 허리에 따라다니지만 경우에 따라 골반, 엉덩이, 허벅지, 꼬리뼈, 심지어 종아리나 발에까지 나타나기도 해 환자를 오랫동안 괴롭힌다.

만성요통이 따라다닐 때는 다양한 치료방법을 조합해 장기적으로 통증을 조절해 줘야 한다. 유산소 및 근력 운동과 물리치료 등으로 많은 요통 환자들이 증상을 완화하고 삶의 질을 향상시킨다. 허리를 중심으로 자율치료법을 적용하면 증상을 괄목할만하게 개선할 수 있다.

─〈자율치료〉─

평평한 바닥에 누워 허리 부위에 이 치료법을 작동시키면 허리가 역(逆)브이(V)자 형태로 꺾여 올라가는 것을 경험할 수 있다. 혹은 엉덩이가 들썩거리기도 하며, 골반이 좌우로 뒤틀리기도 한다. 갑자기 다리가 위로 치켜져 올라갔다가 툭 떨어지는 사람도 있다. 허리에 무지근한 느낌이 들어와 찜질하듯이 통증을 녹여주거나, 협착증의 원인인 만성염증을 밀어내 주기도 한다. 다리가 한없이 덜덜덜 떨리는 현상을 체험하는 환자도 있다. 환자에 따라 그의 증상에 맞춤 형태로 치료 반응이 나타나는 게 신기하기까지 하다.

자율치료 반응이 일어났을 때 그 힘으로 허리를 곧게 스트레칭 해주면 탈출해 있던 추간판이 쑥 들어가기도 하고, 만곡 형태이던 척추 부위가 곧게 펴지기도 한다. 이 과정에서 요추 신경이 압박으로부터 풀려나 통증이 개선되는 것이다. 요추신경이 엉덩이, 허벅지, 다리 등으로 연결되는 말초신경에도 부정적 영향을 미쳤을 경우 그들 부위에도 요추의 묵직한 느낌이나 진동을 이동시켜 통증, 경련, 저림 등의 증상을 해소할 수 있다.

만성요통은 한두 차례의 자율치료만으로는 잘 해결되지 않는다. 일단 증상이 개선됐더라도 시일이 지나면서 다시 악화할 수 있다. 신체는 퇴행했던 그 상태로 되돌아가는 속성이 있기 때문이다. 그러므로 가능한 한 매일같이 자율치료를 지속해주는 게 좋다. 이렇게 연일 정성을 기울이면 요추 부위의 근육과 인대 등이 강화돼 만성요통이 근본적으로 해소될 수 있다.

● 발기부전

발기부전은 페니스에 혈액이 원활히 유입되지 못하는 것이 원인이다. 이를 해결하기 위해 사타구니에 국소적으로 대응하는 경우가 많다. 그러나 이렇게 해서는 원천적 치료가 되지 않는다. 다른 만성질환이나 퇴행성 변화로 인한 신체 기타 부위의 부조화가 이 증상과 연관돼 있을 수 있으므로 이 문제를 함께 해결하고 넘어가야 한다.

─〈자율치료〉─

전신진동을 유도해 신체의 막히거나 꼬이거나 뭉친 곳, 경직된 부위 등을 충분히 풀어주는 일이 중요하다. 이 작업을 한동안 해주면 전신의 기혈이 왕성하게 순환해 퇴행성 변화로 인한 신체 이상 증상들이 상당 부분 빠져 나간다. 이렇게 하면 원기가 샘솟아 새벽마다 아랫도리가 불끈불끈 올라올 수 있다.

만성질환이 있을 경우 자율치료법으로 충분히 다스려, 이 질환이 발기부전으로 연결되는 것을 차단해야 한다. 부분적으로는 전립샘비대증의 경우처럼 요추, 하복부, 사타구니, 양쪽 허벅지 안쪽 등에 온감, 중감, 진동 등을 열심히 유도해 정력이 올라오도록 해준다.

전신의 면역력을 증진하고, 그 바탕 위에서 사타구니의 힘을 분출시키는 것이 발기부전 치료의 핵심이다.

● 버거씨병

손발가락 등 사지 말단 부위의 괴사 등을 특징으로 하는 질환이다. 팔다리 혈관 중 지름이 비교적 작은 혈관에 염증이 생겨 피 흐름이 저해되며 증상이 나타난다.

혈액이 잘 돌지 않아 손발이 차갑고, 기온이 낮아지면 병증 부위가 얼음덩이처럼 돼 파래지기도 한다. 다리 근육이 아파 일정 거리 이상 걸으면 더 이상 걸을 수 없기도 하다. 중증이 되면 가만히 쉬고 있는데도 병변 부위가 욱신거린다. 피부나 점막에 상처가 생기거나 헐거나 괴사하고, 심하면 팔다리를 절단해야 하는 상황으로 내몰린다.

오랫동안 흡연한 사람에게서 이 병이 발생할 수 있다. 따라서 치료를 위해 금연은 필수다. 흡연 외에도 혈관 내피세포의 기능 이상, 혈액 응고체계 이상, 면역학적 요인, 유전적 소인 등이 관련 있을 것으로 추정된다.

원인이 무엇이든 환자는 두려움을 느낄 수밖에 없다. 병원에서는 혈전 생성 억제제와 혈관 확장제, 혈관우회술이나 자가정맥 이식술 등으로 대응하지만, 정상으로 돌려놓기란 쉽지 않다.

─〈자율치료〉────────────────

자율치료법의 최대 장점은 혈관 확장 및 혈류 증대다. 전신을 상하좌우로, 그리고 대각선 방향으로 소통하고 그 기세를 몰아 손발의 병소 부위로 밀고 들어가 본다. 병변 부위에 피가 획획 도는 느낌이 들 때까지, 혹은 무지근한 느낌이 올라올 때까지 수련한다. 이를 무한 반복한다.

이런 치료법을 지속하면 혈류의 지속적 공급으로 썩어 들어가던 사지 끝에 새살이 돋는 것을 확인할 수 있다. 이렇게 하면 잘린 손발가락을 복구할 수는 없지만 괴사 부위를 상당 부분 정상으로 되돌릴 수 있다. 최근 줄기세포 이식을 통한 혈관 신생 요법이 관심을 모으는데, 자율치료법도 자기 몸 안의 줄기세포를 자극해 근육 및 혈관 세포로 분화하게 함으로써 병반 부위를 치료하는 기능을 한다.

● 비염·천식

비염은 몸 여기저기 눈에 안 보이는 미세한 구멍(?)들이 숭숭 뚫려 있는 듯한 증상을 동반한다. 기온이 하강하면 그런 구멍으로 냉기가 밀려들고, 이 냉기가 재채기와 콧물을 유발한다. 환자별로 조금씩 다르지만 냉기는 주로 비강과 인후·폐 등을 기점으로 머리와 목 언저리, 어깨, 등판, 척추, 가슴, 겨드랑이 등에 감돈다. 심지어 허벅지와 팔, 하복부 등을 휘저어 놓기도 한다. 꽃가루나 황사의 계절이면 이들 이

물질이 비강을 따라 들어와 역시 재채기와 콧물을 쏟게 하며, 집먼지 진드기도 비슷한 결과를 초래한다. 과도한 신체면역반응이 초래하는 이같은 비정상적 증상은 현대의학으로 해결 난망이다.

비염은 호흡기에 국한된 현상 같지만 결코 그렇지 않다. 신체 여기저기서 아린 증상과 간질간질한 느낌 등이 뒤따르는 것으로 보아 전신성 질환이라 해야 옳다. 따라서 호흡기를 중심으로 하되 전신을 대상으로 대처하는 노력이 필수적이다.

─〈자율치료〉─

비강과 인후, 기도 및 폐에 자율치료를 집중한다. 이렇게 하다가 정수리 부위를 시원하게 뚫어주고 이를 목, 어깨, 등판, 척추, 사지까지 연결해 동일한 작업을 실시한다. 그 과정에서 전신에 묵직한 기운이나 진동이 올라오면 스트레칭을 겸해 몸을 꺾거나 때로는 신체 부위 여기저기를 돌려준다. 그러는 동안 몸에 겉돌던 염증성물질이 콧물과 소변 형태로 시원하게 배출되고, 신체가 편안하게 정돈되는 느낌이 일어난다.

비염은 이러한 작업을 통해 그때그때 적절히 다스리는 게 최선의 방책이다. 천식도 이와 유사한 방법으로 대처하면 가래와 천명(喘鳴)이 빠져 나가고 폐와 기관지가 무난히 다스려져 환자가 정상인에 가까운 생활을 할 수 있다.

비염과 천식은 유전적 성향을 지닌 자가면역질환이다. 신체 면역력을 증진하면 이들이 발현하기 힘들어지는데, 가장 좋은 방법은 힘센 진동 유도로 하복부를 묵직하게 잡아주는 것이다. 이같은 자율치료 실천으로 유익한 미생물 숫자를 늘려 장관의 미생물 생태계를 개선하면 면역력이 향상돼 비염, 천식을 원천적으로 막을 수 있다.

● 삼차신경통

삼차신경통은 삼차신경망, 특히 두개골 깊은 안쪽 삼차신경 시작 부분이 압박 받을 때 주로 나타난다. 삼차신경의 몸통이 뇌혈관이나 뇌종양, 뇌동맥류, 다발성경화증, 염증 덩어리, 외상 등에 의해 압박을 받으면 그로 인한 손상으로 삼차신경 가지들에까지 부정적 영향이 미친다. 때로는 삼차신경 가지 자체로 압박을 받아 손상이 일어날 수도 있다.

이 경우 턱과 이마 사이 여기저기서 찌르는 듯한 격렬한 통증이 발생한다. 특히 아래턱과 치아에 극심한 통증이 초래되는 경우가 흔하고 이로 인해 식사나 양치질, 세수 등을 못하게 된다. 이를 치아 병변으로 잘못 알고 생니를 뽑는 해프닝도 발생한다. 주로 나이 많은 이들에게 나타나는 심각한 신경병증이다.

삼차신경통은 항경련제를 복용하면 많은 환자에서 통증이 완화되지만 구토, 설사, 현기증, 두드러기 등의 부작용이 동반되기도 한다. 수술은 치료 성적이 높게 나오기도 하지만 경우에 따라 치명적인 부작용을 초래하기도 한다. 환자들은 고질적인 통증과 수술비용 부담, 부작용 걱정 등으로 이래저래 마음이 편치 않다.

─〈자율치료〉

자율치료법은 이러한 환자들의 걱정을 덜어줄 수 있다. 먼저 심신을 완전히 이완한다. 삼차신경통은 뇌와 얼굴의 병변이지만 충분한 전신 및 마음 이완을 통해 뇌, 얼굴 치유를 위한 기본 준비를 갖춰야 한다.

몽롱하게 이완된 의식으로 머릿속 통증 부위를 찾아낸다. 아래턱이나 치아 부위에서 통증이 확인된다면 그곳이 치유 목표 지점이다. 이마나 볼에서 통증이 나타난다면 그 부위가 치유 타깃이다. 이런 통증은 뇌 속 깊은 곳의 삼차신경핵이나 뿌리, 절 등이 무언가에 압박받아 생긴 것일 수 있으므로 그들 삼차신경 몸통도 함께 치유 목표 지점으로 설정한다.

통증 부위에 '뜨뜻한 느낌'이나, '진동' 등의 심상을 선택적으로 적용한다. 예를 들어 마음으로 '뜨뜻한 느낌'을 만들어 통증 부위에 밀고 들어간다. 그 느낌으로 그곳을 푹 감싸 사기(邪氣)를 밀쳐내고 정성껏 위무한다. 마치 어미 새가 온 정성을 다해 알을 부화하듯이.

지성이면 감천이라고 했다. 상상이 통증 부위에 투영되면 그곳에서 무언가 촉촉이 젖어들거나 꾸물대는 것을 확인할 수 있다. 치유가 이뤄지는 순간이다. 정성을 기울이면 기울일수록 통증 완화 효과가 배가된다.

통증이 객관적으로 발현된 부위에만 작업해서는 삼차신경통을 근치하기 쉽지 않다. 통증의 근본 원인인 삼차신경통 몸통에 대해서도 자율치료 작업을 강화해야 한다. 몽롱한 의식으로 뇌 속 깊은 부분을 더듬어 보면 얼굴의 통증과 연결된, 뇌 안의 애매한 부위를 찾아낼 수 있다. 뇌종양 등이 신경을 압박하고 있는 자리이다.

여기서부터는 치유 작업이 간단치 않다. 원인이 되는 것을 원천적으로 제거해야 하기 때문이다. 만일 원인이 뇌종양이라면 이를 녹여내야 한다. 그러나 악성 종양도 정성을 거듭해 불수의근인 뇌 근육을 주물럭거리는 경지에까지 이르면 관해를 이룰 수 있다.

염증 덩어리가 원인이면 이를 달래듯이 하여 풀어내면 된다. 혈관의 압박이 원인이면 그 부위에 대한 충분한 이완과 '진동' 등의 심상화 작업으로 압박 강도를 낮출 수 있다. 외상이 원인이면 불수의근에 대한 주물럭거림 작업을 통해 상처 치유를 앞당길 수 있다.

삼차신경통 몸통과 가지에 대한 작업을 하는 틈틈이 '전신진동' 등 전신을 대상으로 하는 심상화 작업도 병행한다. 뇌와 얼굴에 대한 부분 심상 외에 전신 심상을 적용할 때 온전한 치유가 가능해진다.

● 샤르코마리투스질환

유전자 이상으로 손과 발이 구부러지거나 마비되는 등 신체 일부가 기형이 되는 질환이다. 증상이 가벼워 주위에서 눈치채지 못하는 경우가 있는가 하면 휠체어에 의존해야 할 정도로 심각한 환자들도 있다. 보통 젊을 때부터 시작되며, 증상이 서서히 진행되고, 시간이 갈수록 손, 팔, 발, 다리 등이 정상적인 기능을 점점 더 상실한다.

보통 아치가 높고 손이 갈퀴 모양으로 변형되거나 발이 까마귀발처럼 구부러지는 경우가 많다. 통증 감각이 떨어지며, 팔다리 근육도 약해진다. 일상적으로 절룩거리며 걷거나 자주 넘어지는 등의 활동 장애가 따른다. 척추가 옆으로 휘거나 횡격막, 성대 등이 마비되는 사례도 있다. 드물지만 뇌신경 이상으로 정신지체 상태가 되기도 한다.

이 병은 운동신경과 감각신경이 신경계의 축색돌기나 이를 감싸고 있는 수초단백의 형성을 돕는 유전자의 이상으로 부정적 영향을 받아 생겨난다. 즉, 축색돌기나 수초단백이 정상적으로 형성되지 않아 말초신경이 제대로 발달하지 못하고, 이로 인해 근육의 위축과 변형이 발생한다. 근본적으로는 말초신경의 수초 형성에 중요한 역할을 하는 유전자의 돌연변이가 말썽을 부리는 것과 같다.

인간 게놈 프로젝트 진행에 따라 이 유전성질환에 관여하는 돌연변이 유전자가 40개 이상 발견됐지만, 아직까지 현대의학으로 증상을 개선하는 치료법은 없다. 유전자 치료, 세포 대체 요법, 면역시스템을 이용한 치료, 미토콘드리아의 기능 교정 등이 적용되지만 증상의 진행을 일부 늦추는 정도의 효과를 보일 뿐이다.

〈자율치료〉

자율치료법으로도 이 질병을 근본적으로 해결하기란 쉽지 않다. 다만 병의 진행을 정지시키거나 기존 증상을 완화하는 정도까지는 가능할 것으로 보인다.

이 병과 같은 유전성질환은 잠복해 있던 돌연변이 유전자가 활동하면서 시작된다. 이런 유전자는 삐딱 선을 타는 경향이 있다. 마치 똬리 틀고 앉아 혓바닥을 날름거리는 독사처럼 육체를 괴롭힌다. 이로 인해 정상적으로 형성돼야 할 신경 수초 등이 손상을 입고 그 결과 손, 발 등에 경직성, 굴곡성 병변이 나타나는 것이다.

자율치료법을 정확히 익힌 사람이라면 애매모호하게 몸을 괴롭히는 이상 유전자의 실체를 지각할 수 있다. 전신 이완 후 '마음의 눈'으로 뇌와 척수 등 중추신경계에 깊이 들어가 관찰하고, 그런 눈으로 거미줄처럼 퍼진 온몸의 말초신경을 더듬는다. 이 과정에서 정상적인 형성이 지체된 수초단백이나 축색돌기 부분을 감지하는 것이 가능하다. 또 돌연변이 유전자가 이들에 부정적 영향을 미치는 과정에서 육체에 일어나는 애매모호한 느낌도 감지할 수 있다.

자율치료 반응으로 올라오는 뜨뜻한 느낌, 육중한 기운, 행복한 느낌 등은 이런 애매한 느낌을 가라앉히는 데 도움을 준다. 즉 자율치료 반응으로 이 부정적 느낌을 감싸 달래거나 몸 밖으로 배출할 수 있다. 이는 혓바닥을 날름대며 다가오는 뱀을 잘 달래어 숲으로 돌아 들어가게 하는 것과 같다. 그러면 이상 유전자의 발현이 정지되고 신체는 오장육부의 균형을 유지하며 성장하게 된다. 수초 손상 등으로 이미 기형이 된 부분은 육중한 자율치료로 병변을 일부 완화할 수는 있지만 전격적으로 정상화기는 어렵다.

자율치료는 비정상적인 유전자의 코드 배열을 바꿀 수 있으며, 그 활동성을 억제할 수도 있다. 샤르코마리투스질환의 진행을 멈추거나 증상을 완화할 수 있는 비결이 여기 있다. 오장육부의 기능을 조화롭게 하고 비정상적 유전자가 활약하지 못하도록 날마다 달래고 억제하는 노력이 지속돼야 한다.

● 섬유근육통·복합부위통증증후군

섬유근육통 환자의 고통을 주위 사람들은 잘 이해하지 못한다. 병원에서 통증 부위를 검사해도 객관적 이상이 발견되지 않는데 당사자는 만성적인 통증을 느끼기 때문이다.

전신의 근골격계가 뻣뻣해지는 느낌과 함께 일상적으로 통증이 따라다닌다. 주로 허리 아래쪽과 목·어깨 부위의 통증을 호소한다. 아침에 잠에서 깨어나면 몸의 관절과 근육이 뻣뻣해져 있는 것도 특징적이다.

통증은 신체 한 부위에서 시작되지만 결국 전신으로 퍼진다. 전신의 압통점이 18군데에 이르는 환자도 있다. 근육, 관절, 인대, 힘줄 등 연부조직이 얼얼하거나, 은근하게 깊숙이 쑤시거나, 경직되는 느낌이 드는 등 다양하다. 심지어 목이나 어깨에 대못이 박힌 듯 아프다고 호소하는 환자도 있다. 종합병원에서 치료받아도 통증이 개선되지 않고 오히려 심해져 난감해하기도 한다.

사정이 이렇다 보니 수면 중 자주 깨어나 아침마다 개운하지 않고, 종일 피로감을 느낀다. 또 기억력 장애, 두통, 불안감, 우울증 등을 호소하기도 한다. 배가 살살 아프며 설사나 변비 같은 증세가 따라다니기도 한다. 매사에 의욕을 상실해 정상적인 생활이 불가능해진다.

통증은 실제 통증과 상관없는 자극을 몸이 적절히 처리하지 못하기 때문이다. 의학적으로는 중추신경의 세로토닌 대사 감소, 뇌척수액의 통증유발물질 증가, 자율신경계의 기능 이상, 성장호르몬 분비 감소, 스트레스에 대한 부신피질호르몬 분비 반응 감소 등이 통증에 대한 지각 이상을 초래하는 것으로 밝혀져 있다.

〈자율치료〉

통증의 완화나 해소는 자율치료법이 가져다주는 가장 기본적인 효과다. 섬유근육통으로 전신이 혼돈 투성이일 때는 교감신경의 기능을 무력화해 의식이 육체를 온전히 놓아버리도록 하는 것이 가장 좋은 해결책이다. 특히 압통점마다 묵직한 진동을 몰고 다니며 전신을 녹녹하게 위무해주면 중추신경과 자율신경의 제반 부조화 등이 해결돼 통증이 사라지며 건강이 돌아온다.

마술 같은 일이지만 실제는 매우 단순한 과정이요, 결과다. 일상적으로 자율치료법을 실천하면 이 질병을 충분히 다스릴 수 있다.

복합부위통증증후군도 비슷한 방법으로 대응해주면 증상 개선 효과를 볼 수 있다.

● 수면무호흡증

수면무호흡증은 환자를 자다가 갑자기 저승으로 데려갈 수도 있는 질환이다.

수면 중 호흡 정지가 빈번히 발생하면 신체가 산소를 제대로 공급받지 못해 이런저런 문제가 야기된다. 숨쉬기 위해 몸을 뒤척이는 동안 잠을 편히 이루지 못하며, 이튿날 피로감과 졸음이 몰려온다. 심한 잠꼬대, 야간 빈뇨, 몽유병, 지나친 발한 증세가 따르기도 한다.

이러한 증상이 일정 기간 해소되지 않으면 저산소증으로 심한 두통이 동반될 수 있으며 부정맥, 고혈압, 허혈성심장질환, 호흡부전, 당뇨병, 녹내장 등이 악화하거나 새로 발생할 수 있다.

좁아진 상기도(비강부터 인후두에 이르는 공간)로 인해 수면무호흡증이 나타나는데, 비만이 이를 유발한다. 즉 목 부위에 지방이 축적되거나 혀, 편도 등의 조직이 비대해지면 목 안의 공간이 줄어들고 상기도가 좁아져 증상을 일으키게 된다. 따라서 환자는 무엇보다 체중 감소에 신경 써야 한다.

자율치료법으로 이 증상을 완화하기란 쉽지 않다. 그러나 평소 능숙한 자율치료로 유연하며 활기찬 신체를 가꿔놓으면 당초에 이 질병이 생겨나지 않는다.

불편한 수면으로 인한 이튿날 피로감은 원숙한 전신진동 등으로 충분히 몰아낼 수 있다. 산소 부족으로 인한 두통도 뇌간 진동을 통해 뇌 근육이 꼬물거리게 하면, 혈류 개선으로 산소 공급이 증가하고 노폐물이 해소돼 극복할 수 있다. 이렇게만 해도 수면무호흡증에 간접적으로 대응하는 좋은 보완요법이 될 수 있다.

허혈성심장질환이나 부정맥, 녹내장, 고혈압 등도 자율치료법을 정성스럽게 실천하면 완화할 수 있으므로 수면무호흡증에 대한 간접적 대처법은 될 수 있다.

● 암

현대의학이 고도의 의료기술을 자랑하지만 암은 여전히 인간에게 공포의 대상이다. 현대의학이 알려고 다가가면 다가갈수록 베일에 감춰진 부분이 계속 드러나 최고 암 치료 전문의들도 고개를 갸웃거리게 만든다. 그러나 이런 암과 관련해 분명한 사실 두 가지가 있다.

첫째, 암세포는 강력하고 질길 것 같지만, 본래 나약하다는 것이다. 이는 서구의 세포생물학에서 이미 많은 실험을 통해 내린 결론이다. 심신의학에서는 암이야말로 얼치기 이상한 세포 덩어리이고, 나약하며 불안정하기 때문에 강한 마음의 작용으로 대응하면 충분히 약화시킬 수 있다고 본다.

둘째, 암은 부분관해(部分寬解)가 시작되면 치료에 상당한 희망이 보인다는 점이다. 부분관해란 암 신생물의 와해를 비롯해 암 증상이 개선되거나 현저히 사라진 상태를 의미한다.

자율치료법은 이같은 두 가지 사실을 바탕으로 암을 다스리는 방법을 제시한다.

〈자율치료〉

암은 신체 카오스(chaos)의 극치다. 무질서와 부조화로 기울대로 기운 혼돈 현상이다. 이에 반해 우주 대자연은 질서(cosmos)를 기반으로 신비스럽게 운행된다.

인체도 우주의 작은 일부다. 우주의 질서로부터 이탈해 암이 형성된 것이므로, 이런 질병을 물리치기 위해 다시 우주의 조화 속으로 회귀해야 한다. 내 몸의 고장 난 파동을 우주 대자연의 고유 파동에 흡수시킴으로써 그런 목적을 달성할 수 있다.

자율치료법을 깊이 있게 실천하는 것이야말로 그런 목표에 도달하는 지름길이다. 중추신경의 원시뇌(생명뇌)를 징검다리로 하여 내 몸의 주파수가 우주에 연결돼 안정적으로 흐르게 할 수 있다. 이렇게 함으로써 혼돈을 밀어내고 암이란 신생물의 부분관해를 이룰 수 있다.

즉, 전신 진동이나 중감 등을 묵직하게 일으켜 몸을 안팎으로 찜질하고, 그 여세를 몰아 병변 부위에 다가가면 악성종양의 기세가 약화하기 시작한다. 상당 시일 끈질기게 버티는 종양도 있지만, 이 치료법의 위력에 놀라

며칠 만에 와해되는 암 종류들이 적지 않다. 치료가 더 진행되면 위암의 경우처럼 암 덩이가 위벽에서 분리돼 검붉은 핏덩이 형태로 토해져 나오기도 한다.

이렇게 됐다고 해서 암이 완전히 치료됐다고 단정할 수는 없다. 암세포가 전신에서 깨끗이 사라진 완전관해(完全寬解)를 달성하기 위해서는 더 세밀한 대응을 해야 한다. 즉, 종양 덩어리가 해체됐더라도 몸 안에 암의 뿌리나 가지에 해당하는 것들은 없는지 '마음의 눈'으로 찬찬히 관찰한다. 암이 생겨났다는 것은 이미 전신 여기저기에 암세포가 돌아다니고 있다는 의미이기도 하므로, 이들을 마저 제어하는 마음 의술이 중요하다.

몸속을 이곳저곳 관찰하다 보면 어딘가 석연치 않은 부분들이 감지된다. 그것이 잔류한 암세포 때문이든, 아니면 다른 증상 때문이든 상관없이 치유해준다. 때로는 중추신경 깊숙한 곳으로, 혹은 하복부나 상복부 한가운데로 내밀하고 진지하게, 그리고 모든 것을 놓아버린 듯한 편안한 자세로 다가가야 한다. 이렇게 한동안 정성어린 작업을 되풀이하면 자연살상(NK)세포의 활동이 극대화돼 완전관해를 이룰 수도 있다.

암은 완전관해까지는 아니더라도 증상의 진행을 정지시키기만 해도 인체의 생명 유지에 지장이 없다. 사람들은 암 진단이 내려지는 순간 흔히 공포감에 사로잡힌다. 백혈구, 적혈구, 혈소판 수치가 떨어지고 구역질을 느끼거나 제대로 걷지 못하기도 한다. 이렇게 정신이 무너지면 그나마 다소 남아 있던 자연살상세포와 면역력도 약화해 죽음에 한 발짝 더 다가서게 된다.

그러나 현실을 담담히 받아들이고, 인간의 욕망을 내려놓으며, 사랑과 감사와 겸손의 자세를 회복하면 치유 에너지가 무궁무진하게 올라와 오히려 상황의 반전을 이룰 수 있다. 자율치료법은 이같은 자세로 온 누리의 조화와 합일하고 창조주를 만나는 의학적 방법론이라 할 수 있다. 이렇게 하면 완치는 불가능하더라도 증상을 평생 잘 관리하며 지낼 수 있다.

● 여성불감증

여성이 성행위를 할 때 쾌감을 적게 느끼거나 아예 느끼지 못하는 증상이다. 이성의 다정한 애무나 성적 자극에도 둔감하며, 오를 듯 말 듯한 절정감으로 혼란스럽고, 오르가즘의 빈도나 강도가 감소한 상태다. 성기의 윤활액이 제대로 나오지 않거나 질(膣) 입구의 팽창 같은 반응이 일어나지 않기도 한다.

심할 경우 좋은 느낌은커녕 질 내부가 따갑거나 갈라지는 듯한 느낌이 뒤따르기도 한다. 이런 상황이 반복되면 섹스가 고통스럽고 남자가 무서워, '입(껍데기)을 꼭 오므린 조개'처럼 몸을 닫게 된다. 남자는 본능적으로 '조개의 입'을 벌리려 하는데 여자가 응하지 않으니 심각한 갈등이 뒤따를 수밖에 없다.

나라와 민족에 따라 차이나지만 대체로 30~50%의 여성이 이 증세를 겪고 있다고 한다. 가정 파탄과 이혼으로 귀결될 수 있는 주요 질병으로 지목된다.

여성불감증의 원인은 주로 다음 몇 가지다.

첫째, 해부학적 원인이다. 즉, 클리토리스의 윗부분을 덮고 있는 조직의 표피가 두꺼워지거나, 늘어난 소음순이 클리토리스를 가린 경우다. 클리토리스는 여성의 신체 중 성감대가 많이 발달한 곳이어서 이곳을 자극하는 것만으로도 종종 쾌감을 느낀다. 그런데 이렇게 해부학적 문제가 발생하면 쾌감이 저해돼 불감증이 된다.

임신, 출산이나 노화 등으로 질의 굴곡 면이 사라지는 것도 원인이 될 수 있다. 이 경우 남성의 성기가 여성의 성감 포인트인 지스팟(G-spot)을 자극하기 어려워 불감증이 따른다.

둘째, 심리적 요인이다. 결혼하지 않은 상태에서 섹스로 아기가 생길까 두려워, 혹은 성병 전염 가능성이 걱정돼 성적 흥분을 느끼지 못할 수 있다, 성교할 때 오르가즘을 느껴야 한다는 부담감이나 절정감의 실패, 부부 갈등 등도 원인이 될 수 있다. 특히 만성적 스트레스는 불감증을 초래하는 대표적 원인이다.

셋째, 신장 기능 약화다. 신장은 인간 스태미나의 본산이어서 선천적이든, 후천적이든 이 장기의 기능이 저하된 여성은 허리가 약하고 힘을 잘 쓰지 못하는 경향이다. 그러니 남녀 관계에서도 불감증이 나타나기 쉽다. 이런 여성은 젊더라도 애인과 육체관계 갖기를 꺼려하며, 손만 잡고 다니길 원한다. 심지어 키스 등 스킨십도 그다지 즐겁지 않을 만큼 상태가 심각한 여성들도 있다.

넷째, 호르몬 불균형이다. 호르몬은 모든 종류가 체내에서 항상 균형을 이뤄야 한다. 무엇보다 여성호르몬의 분비와 수용이 정상적으로 이뤄져야 한다.

여성호르몬은 사람을 여성답게 하는 것으로, 분비가 부족할 경우 질이 마르며, 여성과 남성의 중간 정도 되는 인간으로 바뀌기도 한다. 주로 나이 들어 폐경이 되면서 이런 상황이 초래된다. 이 경우 남성이

관계를 원해도 여성은 흥미를 못 느껴 거부한다. 선천적으로 문제가 있어 여성호르몬 분비가 적은 여성도 있다. 이 경우 결혼 생활과 관련해 많은 갈등을 겪게 된다.

〈자율치료〉

생식기의 해부학적 이상으로 인한 불감증은 수술 등 병원 치료를 통해 문제를 해결해야 한다. 자율치료법은 현대의학의 외과적 치료를 대신할 수 없다.

불감증 극복을 위해서는 정신적 안정을 이루는 일이 중요하다. 이를 위해 진동요법을 터득해 전신진동을 생활화하면 많은 도움이 될 수 있다. 전신진동은 온몸을 매우 평화로운 에너지 물결로 감싸는 것으로, 고치 속의 누에나 양수에 편안히 들어가 있는 태아 같은 상태로 만들어준다. 만성적 스트레스 등 부정적 심리 요인을 거둬내기 적합한 방법이다.

신장 기능 저하로 인한 불감증에도 자율치료법이 도움 될 수 있다. 신장 기능을 높이기 위해서는 양쪽 골반과 생식기, 그리고 양쪽 신장이 자리 잡은 복부 깊숙한 부위 등에 자율치료를 집중해야 한다. 요추는 신장 기능을 지배하는 상위(上位) 신경 부위이므로 요추에도 자율치료를 정성껏 적용하면 좋다. 전신 이완 후 이들 부위를 다시 한 번 깊게 이완한 뒤, 묵직하고 따스한 치료 반응을 일으켜야 한다. 이렇게 해서 치료 반응이 올라오면 그 힘으로 신장 안팎의 노폐물, 염증, 탁기 등을 밀어낸다. 이같은 작업을 반복하면 신장과 그 주변부의 면역 환경이 개선돼 신장 기능이 향상되고 활력이 올라올 수 있다.

여성호르몬 부족 문제는 이 호르몬의 분비를 촉진함으로써 해결할 수 있다. 인체 호르몬의 분비와 수용을 총괄하는 기관은 뇌하수체다. 여성 호르몬은 생식기에서 분비된다. 그러므로 중추신경에 대한 자율치료법 적용으로 뇌 기저부의 뇌하수체를 묵직하게 자극하고, 이와 더불어 생식기를 정성껏 위무하면 여성호르몬 분비가 활발해질 수 있다. 씨앗이 튼실하거나 많이 들어 있는 다양한 열매의 섭취를 늘리는 것도 여성호르몬 분비에 도움 된다.

자율치료를 한동안 능숙하게 계속하면 전신의 기혈 순환이 원활해져, 이미 폐경기에 접어든 여성이 다시 생리를 하는 특이한 일도 벌어진다. 그만큼 스태미나가 증진되고 노화 시계 바늘이 거꾸로 돌아간다는 얘기다. 사정이 이러하므로 여성불감증의 해소나 완화에도 자율치료가 자연스럽게 기여할 수 있다.

● 우울증

의학적 우울증은 마음이 가끔 울적한 것과 다르다. 우울증에 걸리면 하루 종일 울울한 기분에 빠져 지내곤 한다. 머리부터 발끝까지 부정적 에너지로 꽉 차 있다.

방에 누우면 시체가 되어 관 속에 들어간 기분이다. 자신의 인생에는 태양이 떠오르지 않는다. 스스로가 무가치하다고 느껴진다. 방바닥이 한없이 꺼지는 것 같아, 그대로 영영 눈을 감고 싶어진다.

환자는 누군가를 만나는 것조차 거부한다. 자기도 모르게 눈물이 난다. 분노를 일으킬 힘도 없다. 분노도 삶의 욕구가 있는 사람이 느끼는 감정이다. 바깥세상은 자기와 무관하게 돌아가는 것 같다. 외출할 때면 거의 죽으러 가는 기분이다.

환자의 90%가 불안감을 안고 살아간다고 한다. 성욕과 집중력, 인지기능도 떨어진다. 두통, 소화불량, 불면증이 뒤따르는 것도 예사다. 우울증 환자는 이런 삶의 고통을 견디지 못하고 자살을 결행하기도 한다.

우울증의 극단적 증상은 '영혼의 기계'인 뇌가 고장 난 탓이다. 뇌의 고장으로 인한 오작동으로 환자 마음에서 정상적인 생각이 일어나지 않는 것이다.

뇌 고장의 가장 큰 원인은 정신적 충격이다. 사랑하는 가족의 죽음, 배우자의 외도, 감당하기 어려운 금전적 손실 등이 뇌의 감정 중추에 전기적 충격을 주게 된다. 그로 인해 고통과 절망감, 무력감에 휘말리는 등 뇌의 안전 기제가 흔들려 자신도 모르게 우울증의 노예가 된다.

지속적 스트레스도 뇌의 정상적 기능을 방해한다. 가끔 다가오는 스트레스에 대해서는 우리 몸이 '투쟁-도피 반응'을 통해 안정을 되찾는 방법으로 대처한다. 하지만 만성 스트레스는 안정을 되찾기도 전에 계속해서 덮치므로 문제가 된다.

만성 스트레스 상태에서는 아드레날린과 노르아드레날린, 코르티솔 등의 호르몬이 과다 분비돼 몸, 특히 뇌 안에 넘쳐흐른다. 과잉의 이들 물질을 처치하지 못하면 뇌는 고장을 일으킬 수밖에 없다. 이들은 특히 세로토닌, 도파민 같은 신경전달물질들이 뇌의 수용체에 잘 결합하지 못하게 한다. 멜라토닌 생성도 방해한다. 이로 인해 불면증에 시달리고, 짙은 우울의 나락으로 떨어지는 것이다. 우울증의 원인으로는 이밖에 유전이나 중금속, 식품첨가물 등도 거론된다. 유전이든, 정신적 충격이든 신경전달물질 작동 등 뇌의 정상적 기능이 방해받는 것이 문제다.

〈자율치료〉

몸과 마음을 온전히 놓아버린다. '정신적 상처'를 입은 우울증 환자는 오히려 이를 실천하기 쉽다. 어차피 눈을 감고 다시 뜨고 싶지 않은 '포기' 상태이기 때문이다. 그러나 같은 놓아버림이어도 이같은 부정적 포기는 곤란하다. 모든 것을 다 내버리더라도 긍정의 심상만큼은 한쪽에 새싹처럼 일으켜야 한다.

초토화된 내 영육 안으로 순식간에 무게감 있고 위력 있는 심상을 초빙한다. 가장 적합한 것은 성스러운 힘을 지닌 '신성(神聖)'의 심상이다. 거룩하고 신성한 어떤 기운이 황무지인 내 몸에 밀밀하게 밀려드는 것을 절실히 상상하고 또 상상한다. 이를 실천하다 보면 몸 안에서 호르몬 불균형이 점차 해소되고 신경전달물질의 이용이 정상화되는 것을 느낄 수 있다. 그것이 황무지 상태이던 육체를 생기가 살아나는 옥토로 변화시키는 것도 깨닫게 된다.

신성의 상상을 달성하기 어려우면 종교의 힘을 빌리든가, 긍정의 에너지가 넘치는 상담사의 도움을 받는다. 어떻게 해서든 부정의 코드를 뽑아 이를 순식간에 긍정의 코드로 대체해야만 성공할 수 있다.

'만성 스트레스'로 인한 우울증 환자는 전신진동을 유도해본다. 스트레스가 덮치더라도 진동을 유도하는 순간만큼은 이를 과감하게 차단하고 내면 여행에 들어간다. 머리부터 발끝까지 행복한 진동이 시냇물처럼 잔잔히 흐르도록 한다. 이처럼 전신진동을 시시때때로 불러 운용하면 도파민, 세로토닌 등의 활용이 정상화해 우울증이 개선된다.

● 이관개방증

이관(耳管)은 가운데귀(중이)와 목 안쪽을 연결하는, 긴 원뿔형의 관이다. 뼈, 연골, 주위 근육, 지방 조직 등으로 구성돼 있다. 가운데귀의 압력을 바깥귀(외이)와 같게 조절하는 역할을 하며, 가운데귀의 환기와 분비물 배출 기능도 한다. 고막은 이관 덕분에 최상의 떨림을 유지할 수 있다. 이런 기능을 하는 이관은 보통 때 닫혀 있고 하품하거나 침을 삼킬 때 열린다.

이관개방증은 이관 연골부가 비정상적으로 계속 열려 문제를 초래하는 병이다. 즉, 외부 공기와 소리가 제멋대로 들락거려 자신의 숨소리가 들리며, 제 목소리가 울려 당황한다. 주위 작은 소리들도 크게 확대돼 들리고 귀가 막힌 듯한 증상이 동반돼 고통 받게 된다.

이관 주위 근육과 지방 조직이 위축되거나 소실돼 이관 연골부의 연부조직이 탄력 반응을 상실하고, 이로 인해 이관 연골부가 늘어져 개방되는 것으로 추측된다. 근위축증을 초래하는 뇌혈관질환, 운동신경섬유질환, 파킨슨병, 다발성경화증 등도 연골 부위의 약화를 초래해 증상을 야기할 수 있다. 또 임신으로 혈중 에스트로겐이 증가하고 이로 인해 이관 주위 점액의 점도와 이관 연골부의 탄력 반동이 약화해 문제가 야기되는 것으로 짐작한다.

아직까지 이 병을 근본적으로 고칠 수 있는 의학기술은 없다. 바닥에 눕거나, 고개를 숙여 머리를 무릎 사이에 위치하는 경우 증세가 완화돼 환자들은 이런 자세 변화를 도모하며 버티는 상황이다. 자율치료법으로는 이 병을 완전히 고칠 수는 없지만 적절히 다스려 일상생활을 영위하는 데 지장이 없도록 할 수 있다.

─〈자율치료〉─────────────

자율치료의 주된 기능은 막힌 것을 뚫고, 뭉치거나 경직된 부위를 풀어 주며, 개개풀린 부위는 탄력 있게 조여 주는 것이다.

이 질환은 이관 연골부의 연부조직이 탄력을 상실하고 축 늘어진 것이 주원인으로 지목되므로 자율치료가 정답에 가까운 해답을 가져다줄 수 있다.

먼저 편안한 자리에 누워 전신을 온전히 이완한다. 내면으로 깊이깊이 들어가 온몸이 노곤노곤해지는 상황을 조성한다. 그런 다음 귓속으로 깊이 들어가 그곳을 충분히 이완한다. 이렇게 전신 이완과 귓속 이완을 지성으로 반복하면서 어떤 반응이 올라오기를 기다린다.

조화로움을 원형적 가치로 하는 우주 대자연은 부조화로 기운 인체를 그 품에 맡기는 순간부터 인체를 재조정하기 시작한다. 이관개방증을 일으킨 신체 부조화는 연골부의 축 늘어진 연부조직이다. 자율치료가 본격화하면 이 부위에 굉장한 힘이 달라붙는 수가 있다. 그 힘은 연골부의 약화 정도에 비례해 작동한다. 어떤 큰 손이 병반 부위를 그러쥐거나 주물럭거리는 듯한 현상이 나타날 수 있고, 병반 주변부를 움켜잡는 듯한 반응이 등장할 수도 있다. 이런 과정을 통해 병반 부위와 그 주변부가 탱탱하게 조여지는 느낌을 받게 된다.

이같은 상황이 조성되면 연골부 연부조직의 탄력성이 증대돼 작은 소리가 크게 들리는 등의 증상이 사라지고 이관이 거의 정상적인 기능을 되찾게 된다. 연부조직의 탄력성이 공고하게 되살아날 때까지 자율치료를 지속해주어야 한다. 또 누워서 뿐 아니라 서 있거나 앉아 있을 때, 또 걸어 다닐 때 등 아무 때나 자율치료를 작동시킬 수 있는 능력을 배양해야 한다. 이관은 두경부에 속하고 걷는 것은 다리가 하므로, 걸음은 다리에 맡기고 돌아다니는 일상생활 속에서도 얼마든지 자율치료를 할 수 있다. 양쪽 귓속 깊숙한 곳, 아래쪽 깊은 내부의 두경부에 진동, 중감 등을 일으키는 일을 반복하면 도움된다. 이렇게 하면 완전한 치료까지는 아니더라도 거의 정상인에 버금가는 생활이 가능해질 수 있다.

● 이명·난청

이명은 청각기 주변의 혈관과 근육의 병변, 청각신경의 병변 등으로 발생하는 이상한 소리이다. 풀벌레 소리부터 심할 경우 파도나 기관차 소리까지 들려 환자를 곤경에 빠뜨린다.

청각기 주변부와 청각신경의 병변은 귓속 자체의 문제보다 신체 다른 부위의 문제와 연관돼 있는 경우가 많다. 폐 안에 항상 가래가 끓으면 이것이 목과 머리로 올라가 청각기 주변의 혈관과 신경을 손상시킬 수 있다. 어깨에 발생한 석회성건염이 혈행의 선순환을 막고 염증 배출을 방해해 이명을 부를 수도 있다. 또 각종 심장질환, 경추·흉추 관련 질환, 머리·목 주변 질환, 이비인후 질환, 간·콩팥 관련 병변, 호르몬 불균형, 치아 통증, 비염, 심한 스트레스 등도 청각기 주변부의 면역 환경을 훼손해 이명을 초래할 수 있다.

이렇듯 원인이 다양하다 보니 병원에서도 이 질병과 관련해 갈피를 못 잡는 경우가 많다.

〈자율치료〉

일단 이 증상이 나타나면 환자 스스로 전신을 점검해야 한다. 충분한 이완을 통해 온몸을 먹먹하게 만들고, 이 상태에서 육체 어느 부위에 어떤 문제가 엉켜 있는지를 세밀히 살핀다. 이는 마치 백짓장처럼 된 신체 어디에 먹물이 번졌는지 알아내는 것과 같다.

폐의 가래가 문제인 것으로 확인되면 부지런히 가래 뱉어내는 작업부터 해야 한다. 가래를 빼내다 보면 두경부까지 올라가 정체해 있던 염증성물질이 끌려 내려와 청각기 주변부가 시원해지는 것을 느낄 수 있다. 심한 스트레스가 원인이면 전신진동 등으로 어깨와 목, 머리 등에 박힌 악성 에너지를 몰아내야 한다. 또 심근경색이나 협심증이 원인이면 한 세월 전신진동과 부분진동, 중감 유도 등을 통해 심장근육과 혈관세포를 살려내야 한다. 이렇게 하면 청각기 주변부의 병변이 사라지고 청각신경이 조화를 회복해 이명이 근원적으로 치료된다.

이명은 관련 질환을 뿌리 뽑아야 물리칠 수 있으므로 결코 간단한 질환이라 할 수 없다. 그럴더라도 자율치료법을 제대로 터득한 사람은 스스로 얼마든지 치료할 수 있다.

난청은 이명이 악화해 발생하는 경우가 많으므로 이명과 유사한 방법으로 대응하면 어느 정도 치료 효과를 거둘 수 있다.

● 자궁내막증·난소낭종·악성생리통

자궁내막증은 자궁내막 조직이 이상하게도 자궁 이외의 조직에 생겨나서 증식하는 질환이다. 여성이 생리할 때 생리혈은 자궁내막이 벗겨져서 흘러나온다. 이 생리혈은 대부분 질을 통해 빠져나가지만 일부는 나팔관을 거쳐 난소나 복강 내로 역류해 대부분 복강 내에서 소멸한다. 그런데 일부 여성은 생리혈이 사라지지 않고, 이 피에 포함된 자궁내막 조직이 난소나 복강 내에서 증식한다. 주로 이렇게 해서 나타나는 게 자궁내막증이다.

이 질환은 거의 모든 가임 여성에게 생리혈 역행이 일어나는데도 일부(10~15%)에서만 발생하는 것으로 보아 면역기능 약화가 중요한 원인으로 판단된다. 즉, 자궁 주변의 복강 내 순환장애로 어혈과 림프액 등이 노폐물 형태로 쌓인 것이 주요인이다. 이로 인해 복강으로 역류한 생리혈과 내막조직이 제거되지 않고 염증 반응을 일으키게 된다. 이 염증 반응이 반복되면서 복강 내 유착 현상이 나타나 병을 키우게 된다. 이밖에 유전자 이상이나 여성호르몬인 난포호르몬의 과다분비, 생리불순 등도 원인으로 지목된다.

이 병에 걸리면 생리 2~3일 전부터 시작해 생리 후 여러 날이 지나도록 생리통이 지속된다. 가벼운 경우부터 심한 통증까지 다양하게 나타나는데, 중증일 경우 허리가 끊어지거나 밑이 빠질 것처럼 느껴지기도 한다. 만성 골반통이 3개월 이상 지속돼 환자를 지쳐 떨어지게 만들기도 한다. 이 질병은 복강 내뿐 아니라 위장관이나 폐, 신경계 등 다양한 부위에서도 나타날 수 있다. 이로 인해 기흉, 요통, 혈뇨, 호흡 곤란, 장 폐쇄, 장기 유착 등으로 위험에 빠질 수도 있다.

자궁내막증 치료는 복강 내 노폐물을 배출하고 자궁 주변부의 생태 환경을 정상화하는 방향으로 이뤄져야 한다. 이를 위해 자궁 주변부의 혈액 선순환과 호르몬 균형을 달성해야 한다. 자율치료법으로 이 같은 목표 달성이 가능하다.

난소낭종도 자율치료법으로 대처하기 좋다. 이는 일종의 물혹으로, 내부에 수액이 들어차 있다. 수액은 점액이나 장액 같은 성분을 띤다. 어느 경우엔 어혈이나 고름, 지방 성분으로 돼 있기도 하다. 자칫 난임의 원인이 될 수도 있으므로 제거해야 한다.

〈자율치료〉

자궁내막증은 자궁, 복강 내와 골반, 서혜부, 회음부, 허리, 허벅지 등을 치료 목표 지점으로 설정한다. 먼저 온몸에 '뜨뜻한 느낌'이나 '진동' 등을 전류처럼 확산시키고, 그 바탕 위에 통증 발현 부위인 골반, 서혜부, 회음부, 허리 등과 병적 변화가 발생한 자궁, 하복부에 부분적인 치유를 집중한다. 이들 부위를 마음으로 한데 연결해 진동, 온감 에너지로 꾹꾹 눌러주듯이 한다. 혹은 그들 부위를 탱탱하게 조여 보기도 한다.

한동안 이 작업을 지속하다 보면 관련 부위의 통증이 약화하고, 그 자리에 어떤 행복한 느낌이 들어찬다. 노폐물이 배출되고, 새 피가 공급되며, 호르몬의 분비와 이동도 균형을 되찾았다는 신호다. 이를 지속하면 생리불

순도 자연스럽게 사라진다.

　자율치료법으로 대응하면 난소의 낭종도 쉽게 위축돼 병변 부위가 정상
화한다. 자궁내막증 치료와 유사한 방법으로 대처하면 된다. 악성 생리통
도 비슷한 방법으로 효과를 볼 수 있다.

● 자율신경실조증

　자율신경 기능의 부조화로 인해 발생하는 질병으로, 자율치료법이
효과적인 대응 수단이 될 수 있다. 자율신경은 교감신경과 부교감신
경으로 구분되는데, 현대인은 집적된 스트레스 등으로 교감신경이 항
진되고 부교감신경이 억압되어 이 병이 발생하는 경우가 많다.

　자율신경은 우리 몸이 주인의 의지와 상관없이 항상성을 유지하며
잘 운행되도록 돕는다. 즉, 심장이 계속해서 잘 뛰게 하고, 소화기관이
연동운동이나 흡수 기능을 저절로 수행하며, 호흡기와 생식기가 제
기능을 원활히 하도록 돕는다.

　그런데 지속된 스트레스 등으로 교감신경이 지나치게 흥분하면 이
같은 항상성이 깨진다. 심장이 불안정하게 뛰고, 심장 부위에 압박감
이 느껴지며, 맥박과 혈압이 동요한다. 두통, 탈모, 현기증, 실신 등의
증상이 따르며, 눈물 분비 이상, 발한, 두드러기 등이 초래되기도 한
다. 또 소화가 잘 안되거나 설사, 변비, 비만, 체중감소, 불면증, 성기
능 장애, 염증 증가, 수족 떨림 증세 등이 나타나기도 한다. 다양한 신
경성질환이 동반될 때도 있다. 한마디로 신체가 전반적으로 '맞이 간'

꼴이 된다.

이렇듯 여러 부정적 결과를 가져오는 쌓인 스트레스는 현대인에게 문명사회의 호랑이(?)와 같다. 이 호랑이를 총으로 쏴 죽일 수도 없다. 가장 좋은 방법은 '긴장', '흥분' 등과 관련돼 호랑이 역할을 하는, 항진된 교감신경을 진정시키는 것이다. 이와 함께 '안정'과 관련된 부교감신경의 기능을 끌어 올려 교감신경과 부교감신경의 기능이 균형을 회복토록 하는 것이다.

──〈자율치료〉──

중추신경을 전반적으로 안정화하는 조치를 취하면 좋다. 뇌 중심부부터 시상, 뇌하수체, 소뇌, 중간뇌, 다리뇌, 숨뇌 등을 거쳐 경추, 흉추, 요추, 미추, 천추 등에 이르기까지 중추신경계 전체에 자율치료법을 적용한다. 작업 과정에서 묵직한 느낌이나 밀밀한 진동이 올라오면 그 힘을 바탕으로 척추 전체를 여러 번 스트레칭해 중추신경이 조화를 회복하도록 돕는다. 이와 함께 중추신경을 잡아주는 치유 에너지를 사지와 복부, 어깨 등으로도 충분히 보내 그 힘으로 탁기를 밀어내고 신체를 전반적으로 다스려 준다.

이렇게 하면 호랑이가 힘을 잃는다. 실조되었던 자율신경이 제자리로 돌아와 신체가 항상성을 되찾고 건강이 증진된다.

● 재생불량성빈혈

골수 조직이 지방으로 대체돼 혈액의 생성을 방해하는 질환이다.

인체의 뼛속에는 뼈 조직보다 촘촘하지 않은 골수 조직이 있다. 이 골수가 백혈구, 적혈구, 혈소판 등 혈액세포 만드는 기능을 한다. 재생불량성빈혈은 선천적 혹은 후천적 원인으로 골수 조직에 지방이 채워지면서 혈액이 잘 만들어지지 않아 발생한다.

가장 흔한 증상은 빈혈이다. 빈혈로 인해 힘이 빠지며 두통과 피로감이 몰려온다. 또 골수를 채워야 할 피가 엉뚱하게 코피나 생리 과다, 잇몸 출혈 등의 형태로 새어 나가 눈에 결막이 형성되거나 얼굴이 창백해지기도 한다.

─〈자율치료〉─

자율치료법은 이 질환을 완전히 뿌리 뽑지는 못하더라도 상당히 자신감 있게 다스릴 수 있다. 어떤 묵직한 기운이 전신을 휘젓게 하거나, 잔잔한 진동이 머리부터 발끝까지 맑은 시냇물처럼 흐르게 하면 좋다. 이렇게 하면 좋은 에너지로 전신을 샤워한 것과 같아, 뼛속의 지방질이 스멀스멀 녹아 사라지고 골수 기능의 충실성이 향상된다.

이 치료법을 정성 깊게 적용하면 할수록 빈혈과 결막염 증상이 완화되고, 창백했던 얼굴이 정상으로 돌아오며, 신체 기능이 전반적으로 증진된다. 이런 작업을 날마다 지속적으로 해주는 것이 좋다.

● 좌골신경통

좌골신경(궁둥뼈신경)의 영향을 받는 엉덩이, 대퇴부, 종아리, 발, 발가락 등에 나타나는 통증이다. 좌골신경에 발생한 손상이나 압박, 염증 등이 원인이다.

좌골신경은 요추와 천추의 일부 신경들이 모여 형성되는데, 이들 신경과 관련된 추간판 탈출이나 협착이 종종 이 질병을 야기한다. 즉, 밀려나온 추간판이나 염증 협착 등이 좌골신경을 누르거나 손상시켜 문제가 발생한다. 또 좌골신경 주변부의 지나친 긴장으로 근육이 경직되고, 이 근육이 신경을 눌러 증상이 초래되기도 한다. 좋지 못한 자세로 오랫동안 앉아 일하는 사람에게서 이와 같은 현상이 나타나기 쉽다.

화끈거리거나 저린 느낌이 동반되며, 감각이 둔해지거나 하체에서 힘이 빠지는 등의 증상이 대표적이다. 허리를 굽힐 때 통증이 다리로 내려가며 심해지고, 서 있다 보면 통증이 강화돼 고통 받는다. 활동하거나 기침할 때, 혹은 용변 보며 힘을 줄 때에도 통증이 악화한다.

〈자율치료〉

평소 앉아 일할 때 엉덩이가 한 쪽으로 기울지 않게 하고 허리를 곧게 펴는 등 바른 자세를 유지하는 것이 중요하다. 요추와 천추의 변형을 막아 좌골신경의 손상 및 압박을 예방할 수 있기 때문이다.

평평한 바닥에 누워 척추를 길게 쭉 스트레칭해준다. 팔다리와 목, 어깨도 충분히 이완하고 사지를 축 늘어뜨린다. 무엇보다 좌골신경이 자리 잡은 궁둥뼈와 요추, 천추, 하복부 등의 부위를 충분히 이완하는 일이 중요하다.

이완이 절정에 달했을 때 좌골신경과 그 주변부에 편안한 마음으로 진동, 중감, 온감 등을 유도한다. 이렇게 해서 이들 치료 반응이 올라오면 이를 더욱 따뜻하게 키워 그 힘으로 질병의 원인들에 대처한다. 즉, 염증과 통증을 잘 달래듯이 밀어내고, 협착 상태를 풀어내며, 상처를 따뜻하고 묵직하게 위무한다. 그 과정에서 상처가 치유되며 아린 느낌이 뒤따를 수 있다. 치료 작업을 여러 날 반복하면 아린 증상도 점차 사라지고 넓적다리, 종아리, 발 등으로 뻗치던 통증도 완화된다. 평소 이렇게 자율치료를 지속해 스트레스를 완화하고 긴장감을 내보내는 생활습관을 들이면 이 질병이 재발하지 않는다.

● 크론병

소화관 어느 부위에서든 생길 수 있는 만성 염증성 질환이다.

인체는 스트레스가 쌓이면 소화기에 염증성 질환이 생기기 쉽다. 위염, 대장염 등이 그런 예다. 이들은 소화기 한 부분에 생기지만 크론병은 식도에서 항문에 이르기까지 소화기관 여기저기서 발생한다는 점이 다르다. 소화관뿐 아니라 피부나 관절에서도 발현된다.

소화기관이 공격받다 보니 속이 메스껍거나 더부룩하고, 때때로 장출혈 증세를 보인다. 설사와 비슷하게 가늘거나 묽은 변이 나오기 예사다. 이는 장이 무력해져 제 기능을 못함을 말해준다. 이렇다 보니 먹어도 영양분이 제대로 흡수되지 않아 체력이 떨어지고 정력이 감퇴한다. 치질이나 치루를 동반해 일상적으로 애를 먹기도 한다.

이처럼 우리 몸이 스스로 회복하기 어려운 자가면역질환 단계에 이르면 현대의학도 해결이 쉽지 않다. 항염증제나 면역조절제, 부신피질 호르몬제 등으로 내과적 치료를 하고 때로 장폐쇄, 협착, 천공 등에 수술로 대응하지만, 그럼에도 불구하고 증상이 반복되는 경우가 있다.

── 〈자율치료〉 ──────────────

　　자율치료법으로 위와 장을 묵직하게 잡아주거나 소화기관을 오르내리며 내적진동을 잔잔히 부여하면 이런 자가면역질환도 기세가 꺾인다. 중추신경, 특히 흉추신경을 함께 정성껏 위무해주면 더욱 효과적이다. 만성염증과 활성산소가 배출되고 위와 장이 잘 정돈되면서 소화기관이 정상 상태를 회복한다. 그후 다시 증세가 나타날 기미를 보이면 같은 방법으로 대응해준다.

● 턱관절장애

　　턱관절은 입을 벌리거나 다물 때 지렛대 역할을 하는 부위다. 여기에 장애가 있으면 음식을 씹거나 하품할 때 턱이나 저작 근육에 통증이 느껴진다. 입을 벌릴 때마다 턱관절에서 잡음이 나기도 한다. 증세가 더 진행되면 입이 아예 벌어지지 않는 상태에서 턱관절에 심한 통증이 수반되며, 얼굴이 비대칭으로 기울기도 한다.

　　턱관절염이 있는 경우 턱관절이 아플 뿐 아니라 뻣뻣해지기도 한다. 턱관절과 함께 턱 근육에도 이상이 생기면 목·어깨통증이나 두통으로 확산하기도 해 일상생활이 불편하고 고통스러워진다.

원인으로는 신경과민, 스트레스, 불안, 우울증 등 심리적 요인과 함께 치아 부정 교합, 교통사고로 인한 안면 외상 등이 지목된다. 한 쪽 치아로만 씹거나, 단단하고 질긴 음식을 유난히 즐기거나, 평소 이를 꽉 깨무는 등의 습관과 함께 옆으로 누워 자는 생활도 이 질환을 유발하는 것으로 알려져 있다.

따라서 원인을 해소하는 노력과 함께 턱관절을 편안하게 하고 머리, 목, 어깨 근육을 함께 이완하는 생활을 습관화하는 게 증상 완화를 위해 중요하다. 충분한 휴식으로 턱 근육의 혈액순환을 원활히 해, 근육에 쌓인 노폐물을 제거하는 노력도 기울일 필요가 있다.

〈자율치료〉

전신 이완과 함께 턱관절, 머리, 목, 어깨 등에 부분 이완을 집중하고 치유 반응을 유도하다 보면 놀라운 진동 반응이 자율적으로 올라오는 경우가 있다. 입이 특이한 각도와 강도로 벌어지거나, 턱관절이 상하좌우로 뒤틀리거나 덜덜 떨리는 등의 현상이다. 턱 근육 깊숙한 부위에 온찜질을 한 것처럼 뜨끈뜨끈한 느낌이 등장하기도 한다. 이들은 턱관절 장애를 원천적으로 고치기 위해 등장한 대자연의 치유 현상들이다.

이런 치유 과정에서 환자는 안면 비대칭이 교정되고, 통증이 썰물처럼 빠져 나가며, 턱관절의 이런저런 잡음들이 해소되는 것을 느끼게 된다. 턱관절이 전반적으로 한바탕 크게 정돈되는 것을 깨닫고 그런 신선한 체험에 감격하게 된다.

신체를 얼마나 충분히 이완했고, 얼마나 편안한 마음으로 깊이 몰두했느냐에 따라 치료 강도가 다르게 나타난다. 환자의 상태에 따라서도 역시 치료 반응이 제각각이다.

이런 자율치료는 신기하게도 환자마다 맞춤 형태로 진행되며, 매우 적합하고 자연 발생적으로 작동하는 특징이 있다. 장애 문제의 완전한 해결을 위해 이 자율치료를 일정 기간 반복적으로 실행한다.

● 통풍

백호가 물어뜯듯이 뼈마디가 몹시 아프다고 하여 '백호역절풍(白虎歷節風)'으로도 불리는 질환이다. 이 병명만으로도 가히 그 통증의 강도를 짐작할 수 있다.

이 질환은 갑작스러운 통증과 함께 통증 부위가 붉게 부어오르는 양상으로 나타난다. 침범되기 쉬운 곳은 엄지발가락, 발목, 무릎, 손목 등의 관절과 발등, 발꿈치 힘줄, 손등, 팔꿈치 등이다. 몸이 무겁고, 가슴이 답답하며, 다리 쪽으로 심한 통증이 뻗치기도 한다. 여러 해 끌어 만성화하면 한 달에 한 번 정도 발작이 나타나기도 해 삶의 질이 크게 훼손된다. 뿐만 아니라 통풍 결절이 침착하면서 관절이 휘거나 굳어지는 등 흉하게 변한다. 나아가 여러 신장질환과 당뇨병, 고혈압, 심근경색, 뇌경색, 만성 골관절염 등의 합병증을 초래할 수도 있다.

통풍은 관절 내 공간과 관절 조직에 요산이 침착하는 것이 원인이다. 즉, 혈액 속에 요산의 농도가 짙어지면서 요산염 결정이 관절의 연골과 힘줄, 관절 주위 조직 등에 쌓여 나타난다. 요산염 결정체는 현미경으로 들여다보면 가늘고 뾰족한 유리 조각처럼 생겼다. 이 결정체가 점점 침착하면서 병증 부위를 찔러 통증이 촉발된다. 결정체이다 보니 만성화하며 제대로 배출되지 않아 험한 질병들을 파생시키기도 하는 것이다.

요산은 음식을 통해 몸 안에 들어온 퓨린이란 물질을 신체가 대사하고 남은 최종 산물이다. 정상인은 이 요산이 콩팥을 거쳐 소변으로 배출된다. 이와 달리 몸 안에서 요산의 생성이 증가하거나, 배출 감소가 지속되는 경우 요산이 축적되어 문제를 일으키게 된다. 체내 요산 생성 증가는 퓨린이 많이 들어 있는 음식을 장기간 섭취하는 것이 원인이다.

따라서 신체가 요산을 너무 많이 만들지 못하게 하고, 이미 생성된 요산은 잘 배출되게 하는 것이 통풍 치료의 핵심이다. 이를 위해 고(高)퓨린 식사를 금하는 식생활을 습관화해야 한다. 이와 함께 각종 호르몬의 균형을 이루고 노폐물 배출로 콩팥 안팎의 면역 환경을 개선해주면 체내에 요산이 잘 생성되지 않고, 생성되더라도 원활히 배출돼 통풍 발작이 완화된다.

──〈자율치료〉────────────────────

'뜨뜻한 느낌'이나 '진동' 등을 일으켜 온 몸으로 확산시킨다. 이런 치유 에너지가 몸 안팎으로 자유로이 흘러 다니게 유도한다. 이를 통해 전신이 어떤 행복한 느낌에 푹 젖어들게 한다. 이 상태에서 통증이 느껴지는 관절 부위와 이런저런 이상 증세가 따라다니는 허리, 다리, 가슴 등에 부분적으로 자율치료를 집중한다. 이런 부분적 대처는 해당 부위로 밀고 들어가 휘젓거나, 꾹꾹 눌러주거나, 탄력 있게 조여 주는 등의 방법으로 한다.

이와 함께 콩팥과 그 주변부의 면역 환경 개선을 위해 그곳에 부분적인 대처를 집중한다. 역시 꾹꾹 누르거나, 휘젓거나, 탱탱하게 조이는 방식으로 진행한다.

전신과 부분의 작업을 한동안 되풀이하다 보면 온몸이 개운해지고 가슴, 허리, 다리 등의 이상 증세가 완화된다. 이는 혈행이 원활해지고 호르몬 균형도 상당 부분 달성됐다는 신호이다. 이와 함께 콩팥 쪽의 불편감도 해소되는데 이는 남성, 여성호르몬 분비가 개선되고 노폐물이 배출된 데서 오는 반응이다. 이렇게 전신과 부분 대처를 지속하면 궁극적으로 관절 부위에 침착해 있던 요산이 배출돼 통증이 줄어들며, 기형화됐던 관절도 차츰 정상으로 돌아온다.

● 파킨슨병

자기 의지와 상관없이 느린 동작, 근육 강직, 자세 불안정, 손발 떨림 등의 증상이 따라다닌다.

느린 동작은 일상의 거의 모든 활동에서 나타난다. 걸음걸이나 손동작이 느려지는 것 외에 말이 어눌해지며, 안면근육 움직임 둔화로 무표정한 모습을 보인다. 세수나 목욕, 화장, 식사 등을 할 때 나무늘보처럼 천천히 움직인다. 옷 입을 때도 마찬가지다. 심지어 양말 한 켤레를 신는 데 상당한 시간이 걸리는 환자도 있다.

근육 강직은 근육의 긴장도가 증가해 신체 여기저기가 굳어지는 것이다. 주로 몸의 중심을 이루는 머리, 목, 가슴, 복부, 허리 등을 비롯해 어깨, 등판 등이 경직된다. 이로 인해 자세가 구부정해지는 등 불안정한 모습을 보인다. 병이 진행되면 보폭이 좁아져 종종걸음으로 걷게 되며 자주 넘어진다. 나중에는 걷기 힘들어져 휠체어에 오르지 않고는 이동하지 못한다.

손발 떨림은 주로 가만히 있을 때 나타나는데, 자율치료법 시각에서는 인체가 질병을 치료하려고 자율적인 움직임을 보이는 것으로 설명할 수 있다.

이밖에 각종 자율신경계 증상, 침 흘림 및 음식 삼킴 장애, 변비, 인지기능 장애, 통증, 피로, 수면장애, 환각, 망상 등이 따라다니기도 하는, 매우 복잡한 질환이다. 일단 발병하면 지속적으로 진행하면서 일상을 무너뜨리지만, 현대의학으로 완치 방법이 없다.

이 병은 중간뇌의 흑질 부위 이상으로 발현한다. 흑질에는 도파민이란 신경전달물질을 분비하는 회색 신경세포들이 몰려 있다. 뇌 안의 독성 단백질인 알파시누클린이 비정상적으로 쌓여 도파민을 만드는 신경세포를 죽이면서 문제가 발생한다. 도파민은 신체의 운동회로를 조절하고 인지, 감정 등 정신 기능에도 관여해 우리 몸의 정상적 운행을 돕는 중요한 물질이다. 신경세포 사멸로 이것이 제대로 분비되지 않아, 부족한 윤활유로 서걱대는 자동차처럼 신체가 굳어지거나 동작이 느려지는 등의 문제가 초래된다.

──〈자율치료〉────────────

자율치료의 장점은 불수의근인 뇌 근육을 필요에 따라 적절히 움직일 수 있다는 것이다.

심도 있는 전신 이완을 거쳐 뇌 속을 더욱 이완하고 온감, 중감, 진동 등을 자기암시 기법으로 유도하면 정수리나 이마에서부터 어떤 시원한 기운이 머릿속으로 쏟아져 들어오는 듯한 느낌이 들 수 있다. 마치 뇌 근육이 호흡이라도 하듯 꼬물거리는가 하면, 전기가 지나가듯 찌릿찌릿하기도 하고, 어떤 묵직한 기운이 뇌를 잡아주기도 한다.

뇌 안에 병변이 있을 경우 자동 조절 과정에서 이같은 현상들이 생겨난다. 건강한 사람의 뇌에서는 이런 반응들이 미미하다. 조화로움이 본질인 대자연의 입장에서 건강한 사람은 정상 상황으로 조정해야 할 별다른 이유가 없기 때문이다.

이렇듯 자율적으로 일어나는 독특한 현상들은 내 안에서 위대한 치유 에너지 역할을 한다. 자율치료 반응을 암탉이 알을 품듯 잘 온양하면 그 영향으로 뇌 안의 이런저런 독성 단백질과 염증물질들이 밀려난다. 그동안 독성단백질과 염증이 정상 신경세포들에 침착해 이들을 죽이는 역할을 했으나 자율치료로 반전이 일어나게 된다.

좀더 적극적인 방법은 자율치료 반응들을 최대한 키운 뒤 그 힘으로 뇌 안의 탁기(濁氣)를 능동적으로 몰아내는 것이다. 이런 행위를 날마다 반복하면 뇌의 면역 환경이 꾸준히 향상되고 신경세포의 퇴화 현상도 완화한다. 파킨슨병 환자는 흑질 부위의 신경세포 사멸이 중단되고, 새로운 신경세포들이 생겨나 죽은 세포의 기능을 대신하게 된다. 이렇게 신경세포들이 복구되면 그 정도에 비례해 도파민 분비량이 점점 늘어나고, 이를 통해 손발 떨림이나 신체 경직 등의 증상이 완화한다.

흑질 부위 세포가 너무 많이 감소해 조직에 구멍이 뻥뻥 뚫린 중증일 경우 자율치료법으로도 이를 완치하는 데는 어느 정도 한계가 있을 수 있다.

그러나 세포 괴사가 초기나 중기 단계일 경우 이 치료법으로 질병을 상당 부분 다스릴 수 있다.

파킨슨병 환자는 평생 약을 복용하는데, 시간이 지날수록 약물 효과가 떨어져 괴로워하는 이들이 많다. 이 경우 병원에서는 두개골과 가슴에 구멍을 뚫고 전극을 연결한 뒤 전기로 뇌심부를 자극하는 수술을 시행한다. 이 같은 뇌심부자극술은 신체에 충격을 주는 수술인 데다가, 효과가 있어도 이상운동증을 해결하는 데 국한하며, 근육 강직, 환각 등 다른 증상들은 해소하지 못하는 한계점이 있다. 자율치료에 집중하면 뇌심부에 묵직한 반응이 등장해 중간뇌를 힘있게 잡아주므로 뇌심부자극술 못지않은 신비한 치료 효과를 얻을 수 있다.

중간뇌에 대한 치료와 더불어 수시로 신체 곳곳에도 자율치료를 확산시켜 굳어진 근육을 풀고 다른 증상들도 밀어내는 작업을 병행해줄 필요가 있다.

자율치료 도중에 전신을 적당히 꺾거나 비틀어주고 중추신경을 중심으로 스트레칭하는 등의 동작을 병행하면 진동이나 중감, 온감 현상들이 신체 곳곳에 효과적으로 스며들어 치료제로서의 역할을 톡톡히 수행하게 된다.

기타 질병 대처법

● 결절종

결절종은 손목, 발목, 손가락 등에 생긴다. 이중 손목결절종이 가장 흔한데, 주로 손등 쪽 팔과 연결되는 관절 부위에 콩알, 대추알 혹은 밤톨 크기로 올라온다. 약간의 불편감이 따르기도 하지만 통증은 거의 없다. 그러나 손으로 일하거나 악수할 때 타인의 시선을 끌어 스트레스를 받는다. 미용에 신경을 많이 쓰는 여성은 스트레스가 더 클 수밖에 없다.

병원에서는 주로 굵은 주사바늘로 찔러 결절종 내부의 염증성 물질을 빼내는 방법으로 치료하는데, 이때 젤라틴 같은 누런 노폐물이 빠져나오며 종양이 가라앉는다. 하지만 얼마 지나지 않아 결절종이 재발하곤 한다. 이 경우 수술로 치료하지만, 역시 재발하기도 한다.

재발의 이유는 현대의학의 대처법이 허방을 짚는 꼴이기 때문이다. 병원에서는 원인을 정확히 모르니 치료 방법 역시 정확할 리 만무하다.

─〈자율치료〉────────────

신체 이완을 통해 내면으로 깊이 들어가 '마음의 눈'으로 관찰하면 결절종의 원인을 찾아낼 수 있다. 손목결절종은 경추 부위의 부조화가 원인인 경우가 많다. 경추에 협착증이 있거나 불량한 자세로 거북목증후군 같은 것이 있으면 이것이 어깨와 팔의 신경을 훼손하여 손목에 부정적 영향을 미친다. 따라서 이 경우 경추를 잘 다스려주어야 한다.

경추 부위에 자율치료법을 적용해 묵직하게 다스리면 그 영향이 어깨, 팔을 거쳐 손목까지 찌릿찌릿하게 미친다. 그 과정에서 결절종이 녹아 손등의 핏줄이나 관절 내부로 스며든다. 이후 같은 작업을 몇 번 반복하면 결절종이 있던 부위의 조직이 정상으로 돌아와 원천적 치료가 된다.

손목결절종은 견갑골 부위 이상으로 발생할 수도 있다. 견갑골 안쪽의 만성 염증이 신경을 누르고, 그 결과 어떤 부정적 영향이 결절 부위까지 미쳐 증상을 초래하게 된다. 이 경우 만성 염증을 없애는 마음의 작업이 선행돼야 한다. 진동을 묵직하게 일으키면 그 힘에 떠밀려 만성 염증이 혈관과 림프관을 따라 몸 밖으로 배출된다.

발목결절종도 요추나 흉추, 혹은 신체 다른 부위와 연관돼 나타날 수 있으므로 그 부분을 찾아 다스리는 것이 치료의 관건이다.

● 골절질환

골절은 통증이 문제일 뿐 아니라 치료되기까지 많은 시일이 소요돼 일상생활을 매우 어렵게 만든다. 자율치료법으로 대응하면 골절 치료 기간을 크게 단축할 수 있다.

골절은 또 뼈 외에 주변 연부 조직과 장기의 손상도 흔히 동반되는데, 자율적 치료로 이에 효과적으로 대처할 수 있다.

─〈자율치료〉─

골절이 발생한 경우 일단 어긋난 뼈를 맞추고 석고 부목(반기브스)이나 석고 붕대(통기브스) 고정을 한다. 그런 다음 골절 부위에 집중적으로 중감, 온감 혹은 진동 반응 등을 유도한다. 이때 자율치료법이 효율적으로 적용되면 병소 부위에서 아린 느낌이 지속적으로 올라온다. 이 과정을 거치면 골절 부위에서 유합(癒合)이 촉진되고, 뼈 주변의 연부 조직과 손상된 장기도 자연스럽게 치유되기에 이른다.

보통 병원에서 2~3개월 걸려 떼어내는 석고 부목과 붕대를 자율치료법의 효율적 적용으로 2~3주 만에 제거할 수 있다. 그만큼 일상생활로의 복귀가 빨라지는 장점이 있다.

● 기생충질환

숙주인 인체에 기생하며 숙주를 희생시켜 혜택을 보는 기생충으로는 아메바 등 원생동물과 각종 벌레들(연충류)이 있다.

회충, 촌충 등의 기생충이 몸속에 기생해 생기는 질환은 오늘날 위생이 향상되면서 많이 줄었다. 그렇지만 빈곤층이나 농촌 지역, 후진국 국민에게는 여전히 삶을 피폐하게 만드는 질환으로 남아 있다. 특히 열대 및 아열대 지역에서 위생 상태가 좋지 않고 면역체계가 약한 주민들을 많이 괴롭힌다. 요충이나 편모충증 등 일부 기생충질환은 산업화된 국가에서도 흔히 발생한다.

─〈자율치료〉──────────────────────

기생충을 이 치료법으로 근본 퇴치하기란 어렵다. 기생충질환은 해당 기생충을 사멸시킬 수 있는 약제를 처방받아 복용하는 것이 합리적인 대처 방법이다.

다만 자율치료법은 기생충으로 피폐해진 체력을 복구하는 데 많은 도움을 줄 수 있다. 예를 들면 약 복용으로 회충, 십이지장충 등을 퇴치한 뒤, 이들 기생충으로 망가진 장내 생태계를 복구함으로써 신체 전반의 건강을 증진할 수 있다. 영양을 잘 보충하며 전신진동이나 골수진동 등을 생활화하면 된다.

● 노이로제

많은 대입 수험생과 취업 준비생들이 겪는다. 목표는 엄중한데 달성이 어렵고 이로 인해 갈등하는 과정에서 여러 가지 신체적 이상 증상이 나타난다. 말 못할 고민이 계속되는 이들도 노이로제의 덫에 걸린다. 신체적으로 숨은 결함이 있거나 성적 핸디캡을 지닌 경우 등 각양각색이다. 사업가는 사업 과정에서 장애를 만났을 때, 학자는 학문에 진척이 없을 때 스트레스를 겪고 이것이 증상으로 발현되곤 한다.

노이로제 증상은 다양하다. 우선 걱정과 불안감으로 교감신경이 항진되어 혈압이 오르거나 심장 박동이 빨라질 수 있다. 몸에서 땀이 나고, 소변을 자주 보며, 사지가 떨리거나 저리는 증상이 나타나기도 한다. 어지럼증이 뒤따를 수도 있다. 두통은 흔한 증상인데, 이로 인해 목과 어깨 근육이 경직되기도 한다. 불면증으로 잠을 못 이뤄 피로와 의욕 상실을 호소하기도 한다. 가슴 답답증을 느끼다가 심장 및 뇌혈관질환으로 이환되기도 한다. 또 복부의 불쾌감이 따르는 노이로제 증상은 자율신경계의 균형이 상실됐다는 반증이다. 즉 교감신경의 기능이 항진되고 부교감신경 기능은 힘을 잃어 나타나는 증상이다. 따라서 교감신경의 흥분을 억제하고 부교감신경의 안정 기능을 증진하는 일이 시급하다. 이에 가장 적합한 것이 이완이다.

〈자율치료〉

심신을 충분히 이완해주고 또 이완한다. 남들이 짬을 내어 커피 마시거나 잡담하는 사이 의자에 깊숙이 몸을 묻고 온몸의 긴장된 의식을 다 풀어 헤친다. 공부가 바빠도 이런 대처를 틈틈이 해주어야 한다. 힘들다고 비명 지르는 신체에 대해 아무런 조치를 취하지 않으면 결국 신체는 회복하기 어려운 질병의 덫에 걸리고 만다.

이완 상태에서 자기 암시를 한다. 방법은 몸에 걸린 긴장이 썰물처럼 빠져나가는 상상을 하는 것이다. 바닷물이 밀물 형태로 밀려와 내 몸을 충분히 적신 다음 다시 썰물 형태로 빠져 나가는 심상을 적용하는 것도 좋다. 바닷물이 빠져 나갈 때는 내게 걸린 긴장과 통증, 그리고 개운치 않은 현상들을 모두 훑어 나가는 것을 간절히 상상한다. 이같은 이완 심상법을 반복하면 실제로 몸에 걸려 있던 탁기와 긴장감이 빠져 나가 노이로제 증상이 해결되는 수가 있다.

노이로제의 완전한 해결을 위해 목표를 향해 두세 배의 정성을 쏟는다. 이렇게 하면 몸이 고단할 것 같지만 절대 그렇지 않다. 신체의 피로는 갈등 국면을 잘 해결하지 못하는 데서 올 때가 많다. 목표를 향해 더욱 몰입하면 갈등과 스트레스를 느낄 겨를이 없고 진도가 잘 나가 국면이 전환된다. 이 기세를 지속하다 보면 마침내 목표를 달성해 노이로제로부터 완전 해방된다.

● 당뇨병

우리가 섭취하는 탄수화물은 몸 안에서 포도당으로 바뀌어 혈액 속으로 들어간다. 췌장의 베타세포가 만든 인슐린이 이 포도당을 각각의 세포로 보내는 기능을 하고, 세포는 포도당을 받아들여 활력을 얻는다. 그런데 무슨 연유에서인지 인슐린이 제대로 만들어지지 않으면 포도당이 세포로 잘 운반되지 못하고 혈액 속에 남게 된다. 이렇게 되면 혈액이 고혈당 상태가 돼 끈적끈적해지고, 이와 달리 세포는 포도당을 공급받지 못해 시들시들해진다.

끈적끈적한 혈액은 온몸의 혈관을 손상시켜 뇌졸중, 심근경색증, 사구체신염, 망막병증, 족부궤양 및 소화기계, 비뇨생식기계 질환 등을 유발한다. 당뇨병의 전개 양상이다. 심할 경우 시력을 잃거나 족부궤양이 악화해 다리를 절단하기도 하며, 심근경색으로 사망할 수도 있다. 시간이 흐를수록 전신을 점점 더 어렵게 만드는 만성소모성질환이다.

당뇨병으로 전신의 세포들이 기능을 잃고 크고 작은 혈관들이 손상됐다면 이를 정상화하기란 결코 쉬운 일이 아니다. 특히 인슐린 부족이 유전 때문이라면 신체 정상화가 더욱 어렵다. 그러나 자율치료법을 실천하면 이렇게 어려운 장애도 웬만큼 극복할 수 있다.

〈자율치료〉

이 치료법을 신체에 성심을 다해 적용하면 췌장 부위에서 어떤 묵직한 힘이 등장해 췌장을 휘어잡는 듯한 현상이 나타날 수 있다. 그 순간 베타세포에서 인슐린이 확확 분비되는 것을 당사자는 느낌으로 알 수 있다. 이같은 상황을 즐기듯 지속하면 혈액을 따라 인슐린이 상당량 공급돼 세포들이 포도당을 공급받고 활력을 얻으며, 혈액 속의 고혈당은 완화된다. 자연히 얼굴에서 생기가 감돌고 힘이 난다.

당뇨병은 전신질환이므로 전신을 대상으로 자율치료법을 적용하는 것이 중요하다. 심신을 아주 느슨하고 평안하게 풀어놓고 의식도 가물가물하게 꺼뜨려야 한다. 이런 방법으로 전신에 진동이나 중감, 온감 등을 유도하다 보면 어느 순간 미묘한 쾌감이 올라오면서 60조개의 세포들이 봄비에 신록이 기뻐하듯이 환호작약하게 된다. 이런 작업을 날마다 반복하면 병든 세포가 복구되거나 새 세포로 대체되고, 크고 작은 혈관들의 고장도 시나브로 수리된다. 췌장에 부분적인 대응을 함께 집중하면 인슐린 분비량이 충분해져 당뇨병을 다스릴 수 있다. 족부궤양이나 망막병증 등 후유증이 초래된 부위에 이 치료법을 함께 부분적으로 집중하면 그런 증상들도 완화하거나 개선할 수 있다.

● 바이러스성질환

바이러스는 수많은 종류가 존재하고 있고, 이로 인한 질병도 매우 다양하다. 바이러스는 비말에 의해 접촉되거나 공기를 통해 전파되므로 전염력이 광범위하다.

바이러스는 특정 세포 안에 침투해 증식하며, 그 바이러스에 친화성 있는 조직이 감염에 의해 염증, 괴사 등 병적 변화를 나타낸다. 바이러스질환의 특징은 그 증상이 다양하고, 수많은 종류의 바이러스에 의해 유사 증상을 불러일으키기 쉽다는 데 있다.

바이러스는 그 자체를 약으로 죽이기 어렵고 생애 주기가 다해야 사멸한다. 그러므로 바이러스성 질환으로 인한 고통이 클 때는 통상 증세만 약화하는 대증요법으로 치료하게 된다.

───〈자율치료〉─────────────────────────

바이러스에 감염되면 몸에서는 질병에 대항하는 면역 반응이 일어나 바이러스와 싸운다. 이때 면역력이 약하면 인체는 어쩔 도리 없이 당한다. 그러므로 체력을 키워 면역력을 높이는 것이 중요하다.

전신진동 등을 일으켜 신체에 생기와 활력을 불어넣는 방법이 대증요법 못지않게 도움 될 수 있다.

● 불면증

근심걱정이 많거나 불안감에 시달리는 것이 주요 원인이다. 이런 심리 요인이 장기화하면 고질적인 불면증으로 자리 잡는다.

신체의 이런저런 통증이나 만성질환도 잠을 몰아낸다. 특히 나이 들수록 점점 더 대사성질환이나 퇴행성질환 등에 시달리고, 이들이 신체 경직 등으로 정상적인 생체리듬을 방해해 불면증을 초래하는 경우가 많다.

불면증을 없애기 위해 규칙적인 생활을 하고, 낮잠을 피하며, 이완 운동과 자기 전 온수 샤워 등을 할 것이 권장된다. 수면 호르몬으로 알려진 멜라토닌의 생성과 분비를 원활히 하기 위해 오전에 햇볕 쬐며 땀 흘리고 토종상추, 바나나, 체리 등을 섭취할 것도 권장된다. 자율치료는 이에 더해 수면을 유도하기 좋은 효율적인 수단이다.

─〈자율치료〉─

충분한 심신 이완을 통해 위장관과 중추신경계 및 자율신경계를 깊이 안정시킨다. 행복 호르몬으로 수면 조절에도 관여하는 세로토닌이 위장관과 중추신경계에서 분비되므로 우선 이를 잠들기 전 실천하는 게 중요하다.

세로토닌은 햇볕 쬘 때 인체에서 생성, 분비되는데 밤이 되면 멜라토닌으로 변해 뇌의 솔방울샘에서 분비된다. 그러므로 자율치료법으로 뇌의 중심부를 적절히 자극해주면 멜라토닌 분비가 활성화해 수면에 도움된다.

또한 자율치료로 통증을 완화하는 일에 집중할 필요가 있다. 통증은 신체 경직이나 혈액순환 정체와 관련된 경우가 많다. 목, 어깨, 관절 등이 굳어 있으면 이를 풀어주고, 심장이나 뇌가 긴장 또는 경직 상태이면 각성 효과로 잠을 방해하므로 이 역시 충분히 풀어준다. 이를 위해 교감신경이 약화한 상태에서 온감, 중감, 진동 등을 일으켜 그 힘으로 경직 현상 등을 무마하고 통증을 진드근히 내보내면 된다.

만성질환, 퇴행성질환 등은 치료하기가 만만치 않지만 끈기와 정성으로 어떻게 해서든 해결을 봐야 한다. 자율치료 역량이 고도화하면 이들 고질병도 적절히 다스릴 수 있으므로 불면증도 충분히 완화하거나 없앨 수 있다.

● 세균성질환

병원성 세균 감염으로 발생하는 질환에 대해서는 서구의학이 항생제 등의 개발로 눈부신 치료 업적을 쌓았다. 결핵, 폐렴, 이질, 장티푸스, 매독, 한센병 등 인류를 괴롭혀 온 악성 질병들이 상당히 정복된 것은 현대의학의 칭찬받을 부분이다.

질병의 원인균이 체내에 침입해 조직을 손상시키거나 정상적 기능을 방해하면서 세균성질환이 시작된다. 신체 면역반응을 자극해 혼란을 일으킴으로써 간접적으로 피해를 초래하기도 한다. 서구의학의 역사는 100종도 안 되는 이들 병원균과의 투쟁의 역사라 해도 과언이 아니다.

〈자율치료〉

자율치료법으로는 세균성질환을 퇴치하는 데 한계가 있다. 물론 일부 세균은 자율치료를 통한 백혈구 증강으로 사멸시킬 수도 있지만, 원칙적으로는 병원 처방을 통한 약 복용이 정확하고 빠른 치료법이다.

자율치료법은 전반적으로 오장육부의 기능을 향상시키고 전신의 활력을 높여 세균의 기세를 약화하는 간접적 역할을 할 수 있다.

● 알레르기질환

외부에서 이물질이 들어오면 인체는 그로부터 스스로를 보호하기 위해 면역 반응을 일으킨다. 이 반응이 도를 넘어 과민반응을 나타내기도 하는데 이 경우를 알레르기라 한다.

알레르기에 의해 일어나는 질환은 혈관부종, 알레르기비염, 천식, 두드러기, 화분증, 혈청병, 아낙필락시스, 아토피피부염 등 다양하다. 이들 질환은 유전적 경향이 강한데 최근에는 카펫이나 애완동물로 인한 집먼지진드기와 곰팡이, 매연과 분진 등 각종 공해물질, 합성섬유 제품, 각종 화학적 식품첨가물 등으로 인한 알레르기질환도 증가하는 추세다.

집먼지진드기나 화학적 식품첨가물 등 원인 물질을 멀리하고 인체의 지나친 면역반응을 완화시키는 노력이 요구된다.

깊디깊은 이완으로 마치 알코올에 취한 듯 온몸을 노곤하게 만든 상태에서 면역계의 과민 반응으로 생겨난 신체의 비정상적 느낌들을 추적한다. 은근히 불편하고 불쾌하며 이상야릇한 기운들이 몰려 있는 신체 부위에 마음의 눈길을 걸쳐두면 그 자리에서 찌릿찌릿한 자극이나 기분 좋은 진동 반응, 따스한 기운 등이 일어날 수 있다. 그런 자율치료 반응들을 수단으로 비정상적인 알레르기 반응들을 잘 달래어 밀어낸다.

이같은 치료 행위를 생활화하면 알레르기질환을 약화하거나 종내에는 사라지게 할 수도 있다.

● 자가면역질환

자신의 정상적인 신체 조직이나 세포에 대한 비정상적 면역 반응으로 발생한다. 면역 시스템이 정상에서 벗어나, 정상적인 자신의 생체 분자나 세포를 오히려 제거해야 할 물질로 잘못 판단하고 공격함으로써 증상이 나타난다.

일반적으로 만성피로, 만성염증, 약한 체열, 탈모, 체중 변화, 안구·입 건조, 구강·성기 궤양, 관절·근육 통증, 피부 발진 등이 있는 경우 자가면역질환을 의심해볼 수 있다. 이 질환은 또 뭔지 모르게 불쾌하고 언짢은 느낌이 신체에 감돌게 하는 경우도 있다. 그 느낌은 언어로 표현하기 애매한데, 정상에서 벗어난 어떤 것이란 점을 당사자는 어렴풋이 깨닫게 된다.

관절류머티즘, 쇼그렌증후군, 자가면역갑상선염, 베체트병 등 80여 가지가 있다. 병원 치료로도 잘 낫지 않는 경우가 많아 대다수 환자들이 고통 받는다.

─〈자율치료〉─────────────

이상 행동을 하는 면역 시스템을 정상화하는 일이 중요하다. 가장 바람직한 치료 방법은 자율치료 기능을 고도화하는 것이다.

뇌와 척수에서부터 묵직하거나 뜨뜻한 자율치료 반응을 불러 일으켜 이를 전신으로 확산시키는 것을 생활화할 필요가 있다. 온몸으로 확대하는 과정에서 만성피로가 엉켜 있거나, 통증이 도사린 곳, 궤양이 발생한 부위 등에 마음의 시선을 두면 시간이 흐르면서 거기서 기운찬 진동이나 기분 좋은 전율감, 뜨뜻한 기운 등이 일어날 수 있다.

이런 치료 반응을 즐기는 방식으로 여러 날에 걸쳐 자율치료를 지속하면, 길 잃은 면역 시스템이 서서히 제 위치로 돌아와 비정상적 증상들이 개선되고 질병이 물러가게 된다.

특히 애매모호하게 언짢은 기운이 감도는 경우, 밀밀하게 길어 올린 자율치료 반응을 마음으로 그물처럼 펼쳐 병환 부위를 감싼다. 그런 다음 그 기운을 서서히 몸 밖으로 내보내는 작업을 반복하면 의외로 좋은 효과가 나타나기도 한다. 병원 처방약으로 잘 안 듣던 증상들을 이 방법으로 조용히 물리칠 수 있다.

● 전립샘비대증

노화로 남성호르몬 생성이 줄면서 요도를 둘러싸고 있는 전립샘이 비대해지는 질환이다. 이로 인해 요도가 압박을 받아 소변보기가 어려워진다.

길을 걷다가 갑자기 소변이 쏟아질 것 같아 황급히 화장실을 찾게 되며, 한밤중에도 몇 차례 요의가 몸을 찔러 숙면을 방해받는다. 막상 화장실에서는 소변이 시원하게 나가지 않고 가늘게 비실비실 흘러내린다. 용변 후에도 잔뇨감이 남아 한동안 변기 옆을 벗어나지 못한다.

심한 경우 여성처럼 엉덩이를 드러낸 채 변기에 앉아 소변을 봐야 해 남자로서 수치심이 극에 달한다. 이쯤 되면 당사자는 전립샘비대증뿐 아니라 신체가 전반적으로 퇴행성 변화를 보이고 있다고 봐야 한다.

〈자율치료〉

전신의 건강을 증진하지 않고는 전립샘비대증을 원천적으로 극복하기 어렵다. 온몸에 자율치료법을 적용해, 퇴행성 변화를 보이는 각 기관의 기능을 부지런히 향상시켜야 한다. 이는 많은 노력과 시간을 필요로 한다.

이와 함께 하복부와 요추, 사타구니, 양쪽 허벅지 안쪽 등에 부분적으로 온감, 중감, 진동 등을 유도한다. 묵직한 느낌이나 진동 현상 등이 이들 부위에 등장하면 이를 점점 더 온양해 탁기를 몰아내는 데 활용한다. 그러면 염증과 활성산소가 밀려나고 혈액이 선순환 한다.

이를 반복하면 비대해져 있던 전립샘 크기가 시나브로 줄어든다. 이 작업을 일정 기간 지속하면 병원 수술 없이도 소변이 굵고 시원하게 나가는 것을 체험할 수 있다.

● 중독질환

알코올, 마약 등 약물. 도박, 게임 등으로 인한 중독이 가정과 사회적으로 많은 문제를 야기한다. 요즘은 비만도 중독질환으로 분류된다. 금단 증상과 내성이 문제이며 아무리 끊으려 해도 끊어지지 않으니 질병이라 할 수밖에 없다.

중독질환에는 이밖에 납, 카드뮴, 수은 등 독성물질과 일산화탄소, 아플라톡신, 마이코플라즈마 등에 의한 것들도 있다.

〈자율치료〉

이 치료법으로 중독질환을 해결한다는 것은 쉽지 않다. 통제가 안 되는 알코올, 마약, 도박, 게임, 비만 등의 중독질환은 금단 증상과 내성을 극복할 수 있도록 지도하는 전문가의 도움을 받아야 한다. 다만 자율치료법은 이들 중독질환으로 황폐해진 체력을 복구하는 데는 다양한 방법으로 기여할 수 있다.

예를 들면 게임중독으로 거북목증후군이 왔을 경우 경추와 목 주위에 중감이나 진동을 일으켜 증세를 완화할 수 있다. 자율치료는 알코올중독을 해결할 수는 없지만 숙취 해소로 체력을 되찾는 데 도움 줄 수 있다. 전신진동을 유도해 온몸에 바이브레이션이 기분 좋게 지나다니도록 하면 알코올 기운과 피로감이 해소되며 활력이 돌아온다.

납 등 중금속과 일산화탄소, 아플라톡신. 마이코플라즈마 등으로 인한 중독은 병원 치료 등으로 중독을 일으킨 원인물질을 제거하는 일이 선행돼야 한다. 자율치료법은 이들 중독질환이 초래한 폐, 관절 등의 질환을 다양한 치료 반응 유도로 완화하는 데 도움 줄 수 있다.

● 충치·치주염

자율치료법은 치과질환 치료에도 예외 없이 적용된다.

─〈자율치료〉────────────

충치, 치주염, 치은염 등으로 시달리는 사람은 목 주위와 어깨, 턱관절, 뒷머리 등을 점검할 필요가 있다. 그런 부위에 막힌 곳은 없는지, 긴장감이 팽팽하게 걸려 있지는 않은지 살핀다. 이완을 통해 긴장감을 충분히 해소하고, 막히거나 뭉치거나 뒤틀린 곳을 정성스럽게 풀어준다. 전신도 함께 풀어준다.

그런 다음 마음의 초점을 구강, 특히 위아래 잇몸으로 향하게 해 같은 작업을 반복한다. 한동안 이렇게 하다 보면 잇몸과 치아에 얼얼한 느낌이 감돌 정도로 평소와 다른 변화가 나타나기도 한다. 이는 마치 봄날 갈아놓은 밭에서 생기가 감돌 듯 혈액과 호르몬이 잘 돌아 근원적 치료가 시작됐다는 신호이다.

치과 질환은 박테리아와 그로 인한 염증 등이 주원인이다. 잇몸 깊은 곳까지 혈액이 선순환하고 악성 염증이 밀려나면 치아와 잇몸의 면역 환경이 개선돼 증상이 호전된다. 이를 지속하면 치과질환 예방에도 도움된다.

● 췌장염

명치와 배꼽 사이 상복부에 심한 통증이 나타난다. 깊은 곳에서 지속적으로 찌르듯 나타나는 경우가 많다. 통증은 종종 옆구리나 등, 가슴 쪽으로 뻗치기도 한다. 급성일 경우 응급실에 실려가 마약성 진통제 주사를 맞아야 할 때도 있다.

췌장염은 급성과 만성으로 구분되는데, 급성은 음주와 담석이 주요 인이다. 담석의 경우 쓸개에서 빠져나와 쓸개관 끝에 걸리고 이로 인해 담즙이나 췌액의 배출이 장애를 일으켜 췌장 염증을 발생시킨다. 급성췌장염은 통증 조절과 수액요법을 통해 대부분(80% 정도) 자연 회복된다. 나머지 20% 정도는 중증으로 치달아 패혈증, 급성신부전증 등의 합병증을 일으킨다.

만성췌장염은 주로 여러 해 동안 술을 많이 마신 경우 발생한다. 만성 염증과 섬유화, 외분비 및 내분비 조직의 파괴 등으로 췌장 기능을 근본적으로 상실하고 만다. 이 경우 어떤 노력으로도 제 기능을 회복할 수 없다는 것이 현대의학의 판단이다.

그러나 자율치료법으로 급성 혹은 만성 췌장염을 상당 부분 통제할 수 있다. 통증을 낮출 수 있을 뿐 아니라, 훼손된 췌장 기능도 일정 부분 회복시킬 수 있다.

⟨자율치료⟩

심신을 최대한 이완한다. 잠에 취했을 때처럼 깊이 이완하는 게 좋다. 심신 이완만 습관화해도 췌장염을 일정 부분 해소할 수 있다. 깊은 휴식이 췌장의 소화액과 쓸개즙 분비를 촉진하면서 염증을 차츰 가라앉게 한다.

흐릿한 의식으로 통증 부위에 다가간다. 상복부의 통증을 비롯해 옆구리, 등, 가슴 등의 동통을 한 데 묶는다. 이들을 보자기로 둘둘 말 듯이 마음으로 합쳐 놓는다. 전신에 '뜨뜻한 느낌'이나 '진동' 등의 심상을 일으켜 온몸이 그 흐름에 녹록히 휘감기게 한다.

전신 심상의 상태에서 한 데 묶은 통증 부위로 다가가 온 정성으로 밀어낸다. 이때 꾹꾹 누르듯이 자극하거나, 팽팽하게 조이듯이 잡아당겨 밀쳐낸다. 한동안 이 행위를 반복하다 보면 통증이 녹아 없어지듯 스르륵 빠져나간다. 그 자리에 다소 아린 듯한 증상이 맴돌 수도 있다.

췌장이 자리 잡은 상복부 깊숙한 곳으로 들어간다. 그곳에서 심상의 힘으로 췌장과 그 주변부를 자극한다. 이 일을 반복하다 보면 그 자리에 꿈틀거리거나 전류가 흐르는 듯한 반응이 일어날 수 있다. 이는 췌장이 어떤 압박에서 벗어나고 혈류와 호르몬 등의 흐름이 개선됐다는 신호이다. 이런 과정을 습관적으로 되풀이하면 췌장과 그 주변부의 면역 환경이 개선돼, 훼손됐던 췌장 기능이 차츰 회복될 수 있다. 석회화됐던 부분이 유연하게 풀리는 일도 발생한다.

● 탈항·치질

항문이 뒤집어져 밖으로 빠져 나오거나, 직장 점막 또는 직장 전체가 항문 밖으로 빠져 나오는 탈항은 만성 스트레스에 시달리면서 나이가 많은 이들에게서 주로 발생한다. 초기에는 항문이나 직장이 변을 볼 때 나왔다가 저절로 들어가지만, 오래 되면 사정이 달라진다. 기침을 하거나 오래 서 있을 때, 길을 걸을 때, 무거운 것을 들어 올릴 때도 빠져 나온다. 이 때는 저절로 들어가지도 않아 손으로 밀어 넣어야 한다. 심하면 항문 부위가 붓고 통증이 따르며, 빠져나온 직장이 썩기도 한다. 대장무기력증과 이로 인한 만성 변비, 잦은 설사 등이 주원인이다. 만성 스트레스가 지속적으로 공격해 대장이 무력화하고, 이로 인해 직장이나 항문이 축 처져 밖으로 삐져나오는 것이다.

치질은 탈항의 사촌동생쯤 되는 질환이다. 이 역시 근본 원인을 대장 기능의 약화에서 찾을 수 있다. 젊고 건강한 사람에게는 치질이 흔치 않다. 나이 들어 신체가 탄력을 잃으면서 암암리에 발생한다. 특히 선천적으로 대장 기능이 약하면서 스트레스를 잘 받고 나이가 많은 이들이 치질에 사로잡히기 쉽다.

치질은 치핵, 치루, 치열 등을 통틀어 이르는 병명이다. 치핵은 항문 주변의 혈관과 조직이 덩어리로 돌출되거나 이로 인해 출혈을 보이는 증상이다. 치루는 항문으로 고름 같은 분비물이 나오는 증상이며, 치열은 항문이 찢어지는 현상이다. 항문 주변의 만성적인 농양이나 염증, 배변시 과도하게 힘을 주는 경우 등에 발생하는데, 보다 근본적인 원인은 대장의 무력화 내지 약화에서 찾을 수 있다.

마음을 잘 다스려 대장의 기능을 원천적으로 끌어올리면 탈항과 치질을 어렵지 않게 고칠 수 있다. 설사 고쳐지지 않는다면 더 이상의 병 진행만큼이라도 막을 수 있다.

─〈자율치료〉─────────────

시간 날 때마다 편한 곳에 누워 목, 어깨, 허리, 다리 관절을 풀어주고 근육의 긴장도 완화한다. 현실의 얽매임과 번잡함에서 벗어나 몸을 온전히 놓아버리고 정신을 몽롱한 정도로까지 풀어놓아야 한다. 이같은 훈련만 반복해도 증상은 상당 부분 완화된다.

'진동' 등의 심상이 신체, 특히 하복부에 깊이 들어와 작용하면, 축 늘어져 있던 대장이 탱탱하게 조여지고 활력이 올라오는 것을 느끼게 된다. 이같은 방법으로 대장의 건강한 생태계가 복구되면 밖으로 삐져나온 항문이나 직장, 수치질 등이 위로 조여져 증상이 수그러진다.

● 황반변성·녹내장·백내장·안구건조증

자율치료법으로 황반변성, 녹내장, 백내장, 안구건조증 등 다양한 눈 질환에 총체적으로 대처할 수 있다.

─〈자율치료〉─────────────

충분한 전신 이완 후 머릿속과 목 부위에 이완을 집중하고, 나아가 안구 깊숙한 부위에서 부분적으로 자율적인 반응을 정성껏 유도한다.

이 작업을 진행하다 보면 어떤 힘이 동공을 잡아주는 듯한 현상이 생길 수 있고, 따뜻하거나 상쾌한 느낌이 눈동자를 감쌀 수도 있다. 사람과 질병 상태에 따라 반응이 제각기 다르게 일어난다. 이때 동공의 노폐물이 밀려 나고 혈행이 개선돼 산소와 영양소 공급이 늘어나게 된다. 이같은 과정을 거치면 황반변성이나 백내장, 당뇨망막병증 등이 완화되는 것을 느낄 수 있다.

이 치료법을 적용하다 보면 자연스럽게 안압이 내려가, 높은 안압으로 시신경이 훼손된 녹내장 치료에 희망이 비치기도 한다.

깊은 자율적 치료는 눈물 분비를 촉진하고 충혈을 막아 안구건조증을 완화하며, 염증 배출로 안구의 허혈 손상을 복구해 허혈성 병증이 치유되도록 돕기도 한다. 지속적이고 반복적인 실천이 눈 질환을 멀어지게 한다.

불사초(不死草)는 없지만
불로초(不老草)는 있다

필자가 지난 20여 년간 많은 환자를 지도하며 경험한 바에 의하면 전염성질환은 자율치료로 대응하는 데 한계가 있다. 세균성질환은 의사 처방으로 적합한 약을 복용하는 게 낫다. 바이러스질환도 자신의 면역력으로 극복하거나 먹는 약으로 치료하는 게 효과적이다. 다만 전염성질환도 자율치료로 세균·바이러스의 활동성을 약화해 치료에 속도가 붙게 할 수는 있다.

외상에 의한 질환도 병원을 통해 상처 부위를 꿰매거나 부러진 뼈를 기브스 하는 등의 조치를 취하는 게 옳다. 자율치료는 외상을 직접적으로 해결하지는 못하지만 병원 등에서 외과적 조치를 한 뒤 상처나 골절 부위가 빨리 유합되게 하는 데는 도움을 줄 수 있다.

또 불가피하게 크고 작은 수술을 해야 할 때도 현대의학의 도움을 받는 게 효율적이다. 유전성질환에도 자율치료는 한계를 드러낸다. 다만 유전자의 코드 배열과 활동성에 변화를 주어 치료에 일정 부분 도움이 되도록 할 수는 있다.

자율치료는 이들 질환을 제외한 거의 모든 질병에 대처해 크고 작은 성과를 가져올 수 있다는 게 장점이다. 경우에 따라서는 현대의학으로 해결 불가능한 난치성 중증 질환들도 척척 해결한다. 이렇게 말하면 병원 등을 통한 타율치료에 익숙한 이들은 허장성세라고 힐난한다. 이는 자율치료에 대한 이해도가 낮아서 비롯되는 일이다.

자율치료를 경험하지 못한 이들에게는 이 치료법에 대한 설명을 자국어로 해도 외국어처럼 들릴 수밖에 없다. 물질을 통한 치료법밖에 모르던 사람에게 비물질, 에너지 세계를 이야기하는 것이기 때문이다. 그렇더라도 선입견을 내려놓고 열린 마음으로 자율치료 기능을 받아들여 그 처녀지에 첫발을 들여 볼 것을 권하고자 한다. 자율치료를 배워 점점 익숙해지면 건강을 챙기는 보검이 될 것이 확실하기 때문이다.

자율치료는 다양한 질병을 다스려 주면서도 환자에게 돈 한 푼 요구하지 않는다. 이런 자율치료 역량이 고도의 심리적 기능으로 모두에게 내재해 있다는 것은 인류의 축복이다. 그러므로 이제부터는 맹목적인 타율치료 관습에서 벗어나 본인과 가족의 건강을 위해 지혜롭게 대처할 일이다.

인간은 누구나 때가 되면 죽는다. 하늘이 정한 수명을 거역할 도리는 없다. 우리를 죽지 않게 하는 불사초(不死草)란 없다. 그러나 살아가는 동안 건강과 젊음을 돌려주는 불로초(不老草)는 있다. 불로초는 진시황이 찾은 특수한 약초가 아니라 내 안에 있는 자율치료 기능이다.

오랫동안 중증 만성질환이나 난치병에 시달린 환자가 자율치료로 건강을 회복하면 세월이 10~20년 되돌아간 것처럼 보인다. 막힌 경혈이 모두 뚫리고 혈액과 호르몬이 선순환 되는 생활을 지속하면 전신의 60조개 세포가 활력을 얻어 건강, 젊음, 그리고 아름다움이 회복된다. 무엇보다 구겨져 있던 백짓장이 펴지듯 전신의 건강이 반듯하게 돌아온다. 자율치료가 가져다주는 이런 장점과 이치를 잘 체득해 독자 여러분이 모두 그 혜택을 충분히 누릴 수 있기를 희망한다.

참고 문헌

1. 국가건강정보포털 의학정보, 네이버, 2023
2. 《난치병 다스리는 진동요법》, 박중곤, 썰물과밀물, 2016
3. 《난치병 치료하는 기적의 마음수술법》, 박중곤, 아라크네, 2018
4. 《늙지 않는 비밀, The Telomere Effect》, 엘리자베스 블랙번 & 엘리사 에펠, 이한음 옮김, 알에이치코리아, 2018
5. 《민족생활의학》, 장두석, 정신세계사, 2007
6. 서울대학교병원 의학정보, 네이버, 2023
7. 《심료내과》, 우미하라 준코, 홍성민 옮김, 더난출판사, 2008
8. 《아우토겐 트레이닝 원전 연습교본》, 요하네스 슐츠, 이유정 & 이주희 옮김, 이주희이완연구소, 2009
9. 자생한방병원 한방의학정보. 네이버, 2023
10. 《자연치유》, 앤드류 와일, 김옥분 옮김, 정신세계사, 2005
11. 《짚 한 오라기의 혁명》, 후쿠오카 마사노부, 최성현 옮김, 녹색평론사, 2011
12. 《Dr. Dean Ornish's Program for Reversing Heart Disease》, Dean Ornish, Ballantine Books, 1996
13. 《Getting Well Again》, O. Carl Simonton & Stephanie M. Simonton & James L. Creigton, The Bantam Dell Publishing Group, 2009
14. 《How Your Mind Can Heal Your Body》, David Hamilton, Hayhouse, 2008
15. 《The Stress of Life》, Hans Selye, McGraw-Hill Education, 1978

"성인병 난치병 유전병 희귀병… 희망이 보인다"

태초건강법
심신치유 편

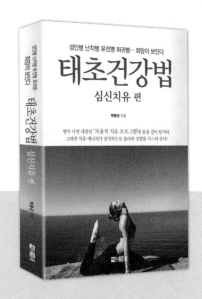

오직 마음의 작용만으로 질병을 다스려 건강을 증진하는 획기적인 힐링 노하우!

박중곤 지음 | 288쪽 | 15,000원

¤ 태초건강법의 일반 효과
피로 회복, 숙취 해소, 미용 증진, 통증 완화, 수면 촉진 및 대체, 스트레스 해소

¤ 태초건강법의 치유 효과
척추질환 / 어깨질환 / 뇌질환 / 폐질환 / 간장질환 / 위장질환 / 대장질환 / 삭신이 쑤실 때 / 기억력이 깜박거릴 때 / 귀에서 소리가 날 때 / 암 / 고혈압 / 관상동맥심장질환 / 당뇨병 / 사구체신염 / 섬유근육통 / 파킨슨병 / 결절종 / 퇴행성관절염 / 류머티즘성관절염 / 전립샘비대증 / 발기부전 / 종기 / 인플루엔자 등

병이 나면 내장된 **'자율적 치유 프로그램'**에 몸을 깊이 맡겨라.
그러면 치유 에너지가 전격적으로 올라와 질병을 다스려 준다!

"내 안에 '마음'이란 위대한 의사가 있다"

난치병 치료하는
기적의 마음수술법

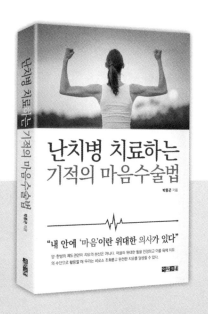

심신의학 전문가가 말하는
획기적인 질병 치료 노하우!

박중곤 지음 | 312쪽 | 15,000원

돈 한 푼 들이지 않고도
이 모든 **중증 질환**에서 **해방**될 수 있다!

우울증, 불안장애 등 마음의 병에서부터 아토피 피부염, 알레르기 비염, 류머티
즘성관절염, 대상포진, 만성피로증후군, 통풍, 이명, 두통, 발기부전, 불면증, 역
류성식도염, 과민성대장증후군, 당뇨병, 고혈압, 협심증, 퇴행성관절염, 전립샘
비대증, 요실금, 목·허리디스크, 심근경색증, 뇌졸중, 파킨슨병, 알츠하이머병,
위암, 폐암, 대장암, 유방암, 뇌종양 등 비전염성 질환까지

기적의 마음 의술醫術

자율치료법

초판 1쇄 인쇄 2023년 6월 13일
초판 1쇄 발행 2023년 6월 20일

지은이 박중곤

펴낸이 김연홍
펴낸곳 아라크네

출판등록 1999년 10월 12일 제2-2945호
주소 서울시 마포구 성미산로 187 아라크네빌딩 5층(연남동)
전화 02-334-3887   팩스 02-334-2068

ISBN 979-11-5774-739-9 03510

※ 잘못된 책은 바꾸어 드립니다.
※ 값은 뒤표지에 있습니다.